必携！医師とメディカルスタッフのための

# 大腸コールド・ポリペクトミー ハンドブック

編著 ● 大腸肛門病センター高野病院　野崎良一

表紙の症例は動画症例9の静止画.
横行結腸大きさ9mmのⅡa病変.

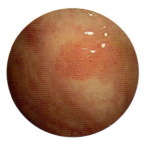

1. 白色光による通常観察

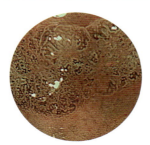

2. NBI拡大観察

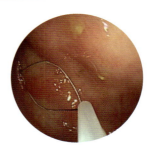

3. コールド・スネアで周囲粘膜まで含めてスネアリング

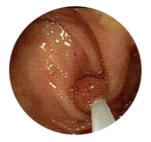

4. スネアで絞扼

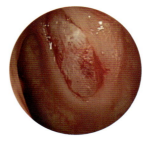

5. 病変を一括切除後、送水で粘膜下膨隆形成

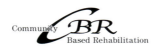

推薦の序

# コールド・ポリペクトミーのバイブル

　欧米において大腸ポリープ（腺腫）をできるだけ沢山切除すれば大腸癌罹患率も死亡数も減少することが証明されて以来，本邦でも腫瘍性病変をすべて切除すること（クリーンコロン）を目指すスクリーニング法が注目を浴びている．従来のように高周波電流を用いたホット・ポリペクトミー（hot polypectomy：HP）によりクリーンコロンを目指してすべてのポリープを切除しようとすると，切除後の出血・穿孔の危険性が比較的高くなるため外来での処置が躊躇されていた．ところが高周波電流を用いないコールド・ポリペクトミー（cold polypectomy：CP）手技は臨床的に問題となるような出血や穿孔を起こすことがほとんどなく，さらには抗血栓薬（抗血小板薬や抗凝固薬）を投与したままでも比較的安全にポリープ切除が可能であることが明らかになったため，外来でのクリーンコロンを目指したCPが盛んに行われ出している．

　筆者は大腸腫瘍の内視鏡治療の基本は，①少ない労力で，②安全・確実に大腸ポリープを切除し，③病理評価可能な標本を採取する，ことと考えている．CPは①と②の安全性では明らかにHPに勝っているが，②の確実性と③についてはEMRなどのHPに比べるとその精度は劣っているといわざるを得ない．しかし，②の確実性は手技の上達により，③においては対象病変の選択（癌が疑われる病変に対してCPは行わずEMRを行う）によりクリアできる問題と考えている．

　本文中にはCPについての歴史，文献的有用性が記述され，野崎先生はじめ大腸内視鏡検査・治療に精通した匠の方々が経験された症例の写真や動画を用いて，その実際について事細かに解説されている（勿論前述の①〜③についても十分述べられている）．つまり，この一冊中にCPの理論的な有用性の裏付け，手技の実際が満載されているわけで，現在の時点では，この本が本邦におけるCPのバイブルといっても過言ではない．

　是非，本書を内視鏡室に備え置いて日々活用されることをお勧めする．多くの施設において，①少ない労力で，②安全・確実な大腸ポリープ切除を行うことによる数多くのクリーンコロンが達成されることを望んで止まない．

久留米大学医学部消化器病センター　教授　鶴田　修

## 推薦の序 ポリペクトミーの真髄を知る

　筆者がポリペクトミーに初めて接したのは1970年代初頭，日本医科大学常岡健二先生の教室の先生が当院でやられた胃体部の有茎性ポリープ切除の見学をさせてもらった時であった．当時はまだ高周波装置が開発される前であり，所謂「ギロチン式」でのポリペクトミーであり，今と比べると未熟とも言えるスネア状（多分という記憶である）のデバイスでスネアリングの位置と絞扼の力加減を調整しながら，一方では出血との闘いで，止血は凝固系薬剤の散布と注射の併用であった．

　その後1970年代半ばに高周波装置が開発され，本書で言うホット・ポリペクトミー（hot polypectomy：HP）の時代となり，その後2010年代半ばから大腸腺腫性ポリープの切除としてコールド・ポリペクトミー（cold polypectomy：CP）が行われるようになった．振り返れば先に挙げたギロチン式ポリペクトミーへの回帰とも言えるが，切除の対象や疫学的見地及びデバイスの開発により，もって異なるものである．

　ところで，本書の推薦文を依頼された時に思ったことは，CPについて，「果たして読者に納得されるものとなるのか？」，という疑問であった．しかしながら，原稿を拝見した時それは大きな思い違いであることを知らされた．

　小ポリープの診断と治療法では診断では画像強調使用によりポリープの性状を見極めること，CPの実際と適応では大腸癌の発生及び死亡を抑制することにつながることに触れ，その切除の方法論につなげている．その中ではコールド・フォーセプス・ポリペクトミー（cold forceps polypectomy：CFP），コールド・スネア・ポリペクトミー（cold snare polypectomy：CSP）や各種デバイスの特徴を挙げている．また治療統計の大腸ポリペクトミーの項では，適応と共に内視鏡治療のハイボリュームセンターでの治療統計を挙げている．これらはCPを行っている施設の内視鏡技師には是非心構えとして知っておいて欲しい事柄であろう．

　内視鏡技師としてポリペクトミーの介助につくとき，HPの場合においてもまたCPでも施行医とのコミュニケーションは絶対的な位置づけであり，HP時の生切れとスネアの絞扼のタイミングと力加減，CPの場合でも絞扼位置と力加減・速さは意志疎通なしでできるものではない．その為にはポリープの性状と結果を考察しながら介助につくこと，また治療方針について術者がデバイスとして何を選択するかのイメージを持つことに繋がると思われる．

　本書は内視鏡医と介助につく内視鏡技師，看護師，臨床検査技師，臨床工学技士を対象としておられるが，監修にあたられた野崎良一先生の前作「腹部用手圧迫を用いた大腸内視鏡挿入法」の時と同様に，内視鏡診療を医師と技師のコラボレーション即ちチーム医療であると言う野崎先生の言葉通りの著作であると感謝申し上げる．

一般社団法人日本消化器内視鏡技師会　会長
平塚胃腸病院検査部　田村　君英

# 序文　なぜ今コールド・ポリペクトミーなのか

　わが国の2017年の大腸癌死亡数予測値は，男性28,300人，女性24,700人，合計53,000人で，臓器別では男性の3位，女性の1位，合計の2位を占める死亡数の多い癌である．同年の大腸癌罹患数予測値は，男性85,500人，女性64,000人，合計149,500人で，臓器別では男性の4位，女性の2位であるが，合計では2015年から1位になった．

　30年間で3.2倍増加しており，今や日本人男性の11人に1人，女性の14人に1人が大腸癌と診断される時代になったといえる．今後もわが国では大腸癌死亡数，罹患数ともに増加が予測されている．大腸癌対策はわが国の重要なヘルスケアの課題である．

　米国のNational Polyp Study（NPS）の結果から，大きさにかかわらず大腸癌の前駆病変と考えられているすべての腺腫性ポリープを内視鏡的に切除，すなわちクリーンコロンにすることで大腸癌罹患率・死亡率の減少が得られることが明らかになった．

　最近，大腸ポリープの約90%を占める大きさ10 mm未満のポリープ，そのなかでも特に5 mm以下の微小ポリープの内視鏡治療法として高周波電流を用いない内視鏡的切除法が注目され，全国的な普及をみせている．

　高周波電流法を用いない切除法であるため，「コールド・ポリペクトミー（cold polypectomy：CP）」と呼ばれている．これに対して従来からの高周波電流を用いる切除法は，「ホット・ポリペクトミー（hot polypectomy：HP）」と呼ばれるようになった．大腸ポリープ，早期大腸癌の内視鏡治療のなかでスネア・ポリペクトミー，内視鏡的粘膜切除術（endoscopic mucosal resection：EMR），最近では内視鏡的粘膜下層剥離術（endoscopic submucosal dissection：ESD）などのHPが長らく重要な位置を占めてきたのは周知のとおりである．今後も大きさ10 mm以上のポリープや10 mm未満でも担癌率の高い表面陥凹型病変においては，HPが内視鏡的切除法の中心であることは変わりがないと思われるが，ポリープの約90%を占める10 mm未満の小ポリープの切除法として，CPがわが国でも注目されるようになってきた．

　以前，研修医の頃，技術の未熟さで高周波電流の通電前にスネアでうっかりポリープを切断，いわゆる生切れを起こし，指導医に注意された経験を持つ内視鏡医は多いはずである．筆者もその1人である．内視鏡治療介助を担当する内視鏡技師においてもスネアリングでポリープを切断した経験を持つ諸君が多いと推察する．

　CPは従来であれば，手技の稚拙と判断されていた「生切れ」法を内視鏡的切除法に導入した画期的な方法である．生切りによる完全切除を目的とする．いわば逆転の発想から得られた画期的な内視鏡治療法ということができよう．

　CPは手技の簡便性，切除後の後出血の軽減，穿孔リスクの回避，治療後の生活制限縮小などのメリットが期待されている．さらには抗血栓薬服用のハイリスク症例でも安全性の高い手技であることが報告されている．反面，CPは高周波凝固を用いないため組織的焼灼効果がなく，腫瘍成分の完全切除がなされない限り遺残の問題が危惧される．高周波電流を通電して切除する

HPでは焼灼効果で切除後の遺残再発を生じさせないことが期待されるが，CPではこの効果がないためHP以上に完全切除が求められる．偶発症について，国内外からCPはHPよりも頻度が少ないことが報告されているが，実地医家による実臨床における偶発症の頻度は不明である．腺腫を代表とする上皮性の大腸ポリープに対するスネアを用いたCPでは，腸管穿孔の報告はこれまでのところ皆無であるが，本当に穿孔はないのか？ 全国的規模の調査が待たれるところである．

 さらにCPを施行するに際して，術前内視鏡診断の重要性が強調されている．CPは低異型度腺腫をその主な適応病変とすることは多くの報告で周知されており，高度異型腺腫，早期癌とくに粘膜下層浸潤癌は適応外，すなわちHPの適応である．正しく適応病変を診断するためには，通常の白色光において明らかな陥凹や発赤，緊満感等の所見の有無，色素内視鏡によるpit pattern診断でV型pitを認めないか，NBI診断でJNET（Japan NBI Expert Team）分類でType 2Bや3を認めないか，など画像強調内視鏡（image-enhanced endoscopy：IEE）を用いた精度の高い内視鏡診断能が求められる．

 CPの治療手技にはこれまで述べたように高周波凝固による焼灼効果がないため，腫瘍の完全切除，とりわけ一括切除が求められる．このためには治療する内視鏡医，治療の介助を担当する技師の両者に若干の工夫・コツを要する．その手技をマスターすれば安心してCPを施行することが可能となる．

 本書は，CPの意義，有用性，治療手技の実際，治療成績，CPに必要な術前診断・病理診断，課題と今後の展望について解説している．内視鏡検査・治療は医師（消化器内視鏡医）と技師（消化器内視鏡技師）のコラボレーションすなわちチーム医療の上に成り立つものである．したがって，執筆陣には新進気鋭の内視鏡医に，第一線で活躍している技師にも加わっていただいた．消化器内視鏡専門医，これから専門医を目指す若手医師が対象であることはもちろんであるが，消化器内視鏡技師，介助につく看護師，臨床検査技師，臨床工学技士などのメディカルスタッフも対象として編纂した．そのためできるだけ平易に解説することを心がけた．医師・技師必見の書と自負している．

 本書が今後のCPの普及，ひいては大腸癌罹患率・死亡率減少への一助となれば望外の幸せである．

（文責：野崎　良一）

# 執筆者一覧

## 編　著

野崎　良一　　　　　　　　　　　　（大腸肛門病センター高野病院　消化器内科）

## 執 筆 者　〈執筆順, （ ）内は執筆担当箇所〉

野崎　良一　（序文, 動画の解説, 2章, 3章, 5章～8章）

　　　　　　　　　　　　　　　　　（大腸肛門病センター高野病院　消化器内科）

松平美貴子　（動画の解説, 5章, 6章）

　　　　　　　　　　　　　　　　　（大腸肛門病センター高野病院　内視鏡センター）

西坂　好昭　（動画の解説, 6章）　　（大腸肛門病センター高野病院　内視鏡センター）

尾田　　恭　（1章）　　　　　　　　（尾田胃腸内科・内科）

星子　新理　（2章）　　　　　　　　（田中外科医院）

中村　　寧　（2章, 3章）　　　　　　（大腸肛門病センター高野病院　内視鏡センター）

後藤　英世　（3章, 7章）　　　　　　（佐賀記念病院　消化器内科）

吉田　直久　（3章, 4章）　　　　　　（京都府立医科大学大学院医学研究科　消化器内科学）

村上　貴彬　（3章）　　　　　　　　（京都府立医科大学大学院医学研究科　消化器内科学）

廣瀬　亮平　（3章）　　　　　　　　（京都府立医科大学大学院医学研究科　消化器内科学）

櫻井　宏一　（3章, 5章, 6章）　　　（服部胃腸科）

藤江　里美　（3章, 5章, 6章）　　　（服部胃腸科）

須田　博子　（3章, 5章, 6章）　　　（服部胃腸科）

奥田　彩子　（3章, 5章, 6章）　　　（服部胃腸科）

村尾　哲哉　（3章, 5章, 6章）　　　（服部胃腸科）

武市　卒之　（3章, 5章, 6章）　　　（服部胃腸科）

蓮田　　究　（3章, 5章, 6章）　　　（服部胃腸科）

服部　正裕　（3章, 5章, 6章）　　　（服部胃腸科）

小木曽　聖　（4章）　　　　　　　　（JR大阪鉄道病院　消化器内科）

稲田　　裕　（4章）　　　　　　　　（京都府立医科大学附属北部医療センター　消化器内科）

# 『大腸コールド・ポリペクトミー ハンドブック』症例動画のダウンロードサービス「コンテンツ引換コード」のご利用方法

『大腸コールド・ポリペクトミー ハンドブック』をご購入頂き，誠にありがとうございます．お客様特典として，「コンテンツ引換コード」で，『大腸コールド・ポリペクトミー ハンドブック』症例動画をダウンロードしていただけます．

「コンテンツ引換コード」は表紙裏のシール（銀色部分）を削ると記載されています．

◆ダウンロード手順

 **手順01** 以下のURLへアクセスして下さい．

「コンテンツ引換コード」入力画面のURL
https://www.contendo.jp/cbr-book/

 **手順02** ConTenDoの「コンテンツ引換コードの利用」画面が表示されます．
コンテンツ引換コード利用の入力欄に「コンテンツ引換コード」を入力して，[引換コードを利用する]をクリックしてください．

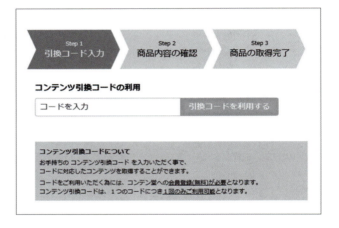

**手順03** ログイン画面が表示されます．コンテン堂を初めてご利用になる方は，
[会員登録へ進む]ボタンをクリックして会員登録を行ってから，ログインしてください．
すでに登録済みの方は，メールアドレス（ID）とパスワードを入力して，[ログイン]ボタンをクリックして【手順06】に進んでください．

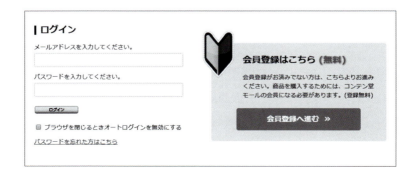

| 手順 04 | 会員登録に必要事項を入力して，規約をご確認の上，[規約に同意して登録する]ボタンをクリックします． |
|---|---|
| 手順 05 | 「確認メールの送付」画面が表示され，登録したメールアドレスへ確認メールが送られてきます．確認メールにある URL をクリックすると，コンテン堂会員登録が完了します． |
| 手順 06 | 「コンテンツ内容の確認」画面が表示されます．[商品を取得する]ボタンをクリックすると「商品取得完了」画面が表示されます． |
| 手順 07 | [マイ書棚へ移動]ボタンをクリックすると，「マイ書棚」画面が表示されます．閲覧したい端末で，「マイ書棚」に表示された表紙をクリックして，ダウンロードして，ご利用ください． |
| 手順 08 | ※閲覧には，コンテン堂ビューア（無料）が必要です．コンテン堂ビューアは，TOP 画面（マイ書棚から TOP 画面に移動）の左上にある [ConTenDo ビューア DownLoad] ボタンをクリックし，指示に従いご利用ください． |

※対応端末は，WindowsPC，Android，iOS（iPhone/iPod touch，iPad）です．
（Mac は対応しておりません．）
Android，iOS のビューアのダウンロードなど，詳しくは，「コンテンツを楽しむには」
https://contendo.jp/FirstGuide/EnjoyContent/ をご覧ください．

※電子版への利用ライセンスは，本書1冊につき1つ，個人所有者1名に対して与えられるものです．第三者へのコンテンツ引換えコードの提供・開示は固く禁じます．また図書館・図書施設など複数人の利用を前提とする場合には，本電子版を利用することはできません．
※電子版ダウンロードの際の通信料についてはユーザ負担となりますので，予めご了承ください（WiFi 環境を推奨いたします）．
※配信される電子版は予告なしに変更・修正が行われることがあります．また，予告なしに配信を停止することもありますのでご了承ください．なお，電子版は書籍の付録のためユーザサポートの対象外とさせていただいております．

# コールド・ポリペクトミー
# 動画の解説

（動画編集：松平美貴子，西坂好昭，野崎良一）

　ホット・スネア・ポリペクトミー（hot snare polypectomy：HSP）と同様で可能な限り病変を5時から6時方向に位置取りする．正確な治療手技にはポジショニングが重要である．治療手技に加えて，病変の位置取り，安定した視野の確保などに注目いただきたい．NBIによる画像強調観察（narrow band imaging：NBI）ができる状況であれば，治療前に術前診断を行ってからコールド・ポリペクトミー（cold polypectomy：CP）を施行する．

## 症例 1

横行結腸大きさ4mm Ⅱa病変．Jumbo鉗子（ボストン・サイエンティフィック社）を用いたコールド・フォーセプス・ポリペクトミー（cold forceps polypectomy：CFP）の手技．

　第5章の図1の動画．ポリープサイズに合わせて鉗子を開く．全開にはしないで半分以上開いた状態で鉗子先端を徐々に回転させて角度を調整し，病変全体を鉗子のカップ内に包み込むようにする．通常の生検と同じ要領で病変を切除する．切除断端部に送水することで，粘膜下に水が注入され，局注と同じように粘膜下膨隆が形成される．

　なお，この病変は切除するに際し，5時から6時方向に位置取りしていないが視野が良好でCFPには支障なしと判断した．そのためこのポジショニングで治療を継続した．

## 症例 2

下行結腸大きさ4mm Ⅰsp病変．Jumbo鉗子を用いたCFPの手技．

　病変全体が鉗子のカップ内に収まっていないと判断し，数回つかみ直している．病変全体がカップ内に収まってから切除する．切除断端に送水することで粘膜下膨隆が形成されている．病変は一括切除されている．

## 症例 3

上行結腸3mm Ⅰsp，2mm Ⅰs，横行結腸4mm Ⅰsの3個の病変．3個を連続してJumbo鉗子を用いたCFPの手技．

　日常診療では複数のポリープを切除する機会が少なくない．CFPの基本はポリープが何個であろうと変わりはない．CFPの手技の基本をマスターすると連続してスムーズに治療できるようになる．

### 症例 4

S状結腸大きさ3mm Ⅱa病変．Profileスネア（ボストン・サイエンティフィック社）を用いたコールド・スネア・ポリペクトミー（cold snare polypectomy：CSP）の手技．

　病変の周囲粘膜（正常粘膜）も含めて絞扼することを意識する．スネアを病変よりも大きめに展開し，スネアワイヤーを粘膜に押し当てた状態で絞扼する．やや吸引をかけながら粘膜面をスライドさせて病変周囲の正常粘膜を確実に絞扼する．ハンドルを締めながら切除する．このとき，ハンドル操作はためらわずに一気に締めて切除する．病変切除後の粘膜欠損部への送水で局注と同じように粘膜下膨隆が形成される．病変は一括切除されている．

### 症例 5

S状結腸大きさ5mm Ⅰs病変．Profileスネアを用いたCSPの手技．

　スネアの根元まで絞めたにもかかわらず切除がやや困難であったため，締めたままの状態でスネアシースを内視鏡内へ引き込むようにして切除した．切除面に線維状の白色隆起を認める．切除断端に送水したが，oozingが続いたため後出血予防のためクリッピングを施行した．

### 症例 6

S状結腸大きさ5mm Ⅱa病変．Profileスネアを用いたCSPの手技．

　第5章の図2の動画．第5章のCSPの解説と対比して手技を見ていただきたい．CSPの基本的手技（位置取り，病変の周囲に粘膜を含めた絞扼，切除，切除断端の観察，送水による粘膜下膨隆）をご覧いただきたい．

### 症例 7

S状結腸大きさ4mm Ⅰs病変．Exactoスネア（富士フイルムメディカル社）を用いたCSPの手技．

　スネアに適度の硬さがあり，病変周囲粘膜を含めて，シャープに切除されている．病変切除後へ送水で粘膜下膨隆が形成されている．

### 症例 8

上行結腸大きさ8mm Ⅱa病変．SnareMaster Plus（オリンパス社）を用いたCSPの手技．

　スネアワイヤーが細いが適度の硬さがあるため，比較的大きな病変であるが，周囲粘膜を含めて絞扼，切除がスムーズに施行できている．切除面もシャープである．病変切除後へ送水で粘膜下膨隆が形成されている．病変は一括切除されている．

### 症例 9

横行結腸大きさ9mm Ⅱa病変．SnareMaster Plus（オリンパス社）を用いたCSPの手技．

　病変は屈曲部に局在し，ポジショニングが難しく画面1時方向に認める平坦な病変だが，周囲粘膜も含めて絞扼できている．ボリュームのある病変においても，切除はスムーズに行えた．切除面はシャープである．

### 症例 10

**S 状結腸大きさ 8mm Ⅰsp 病変．SnareMaster Plus（オリンパス社）を用いた CSP の手技．**

　正常粘膜も含めて十分な距離を保ち切除している．切除面に線維状の白色隆起を認める．切除面から oozing を認める．白色隆起からも oozing を認める．切除断端に送水したが，oozing が続いたため後出血予防のためクリッピングを施行した．

### 症例 11

**横行結腸 4mm Ⅰs 病変．HP 用の高周波スネア B-wave（ゼオンメディカル社）を用いた CSP の手技．**

　スネアのワイヤーが CP 専用よりも太いため，シャープさにやや欠けるが CSP にも使用することができる．切除面に線維状の白色隆起を認めるが，病変は一括切除されている．

### 症例 12

**S 状結腸大きさ 5mm Ⅱa 病変．HP 用の高周波スネア B-wave を用いた CSP の手技．**

　第 5 章の図 5 の動画．スネアを病変よりも大きめに展開する．

　周囲粘膜（正常粘膜）も含めて絞扼する．切除直後は oozing がみられる．

　切除断端部にピンポイントに送水することで，粘膜下に水が注入され，局注と同じように粘膜下膨隆を形成されている．

### 症例 13

**横行結腸大きさ 6mm Ⅰp 病変．Profile スネアを用いた CSP の手技．**

　Ⅰp は CSP の一般的に適応としない報告が多いが，茎部が細い場合は専用スネアで切除することは容易である．切除断端から oozing が続くことが多く，必ずクリッピングを施行する．

（解説文責：野崎　良一，松平美貴子）

# 目次 Contents

推薦の序（鶴田　修）……………………………………………………………………… iii
推薦の序（田村　君英）…………………………………………………………………… iv
序文 ………………………………………………………………………………………… v
執筆者一覧 ………………………………………………………………………………… vii
コールド・ポリペクトミー 動画の解説 ………………………………………………… x

## 第1章　大腸内視鏡治療におけるコールド・ポリペクトミーの位置づけ　1
1. 米国の事情 ……………………………………………………………………………… 1
2. 日本での展開 …………………………………………………………………………… 6

## 第2章　コールド・ポリペクトミーの実際と適応　9
1. 名称について …………………………………………………………………………… 9
2. 内視鏡治療の歴史 ……………………………………………………………………… 9
3. コールド・ポリペクトミーの適応 …………………………………………………… 12
4. コールド・ポリペクトミーのメリットと注意すべき点 …………………………… 19
5. 抗血栓薬服用者に対するコールド・ポリペクトミー ……………………………… 24
6. 各社器具のラインアップ・性能など ………………………………………………… 27

## 第3章　治療統計の中での大腸コールド・ポリペクトミー　33
総論　33　／　①大腸肛門病センター高野病院　36　／　②京都府立医科大学大学院医学研究科消化器内科学　47　／　③服部胃腸科　51

## 第4章　診断と治療　55
1. ポリープの発見への工夫 ……………………………………………………………… 56
2. 大腸ポリープの診断 …………………………………………………………………… 61

## 第5章　コールド・ポリペクトミーの実際　73
1. コールド・ポリペクトミーの基本手技 ……………………………………………… 73
2. 医師と内視鏡技師のコラボレーション ……………………………………………… 80
3. フォローアップ ………………………………………………………………………… 81

## 第6章　患者管理　83
1. 前処置 …………………………………………………………………………………… 83
2. 術後管理 ………………………………………………………………………………… 88
　1）大腸肛門病センター高野病院の実際　88　／　2）服部胃腸科での実際　90

## 第7章 今後の課題と展望　93

1. 大腸がん検診事業とコールド・ポリペクトミー …………………………………… 93
2. CP の技術習得 ……………………………………………………………………………… 94
3. 病変の遺残の危惧 ………………………………………………………………………… 95
4. 偶発症の問題 ……………………………………………………………………………… 96
5. 切除検体の取り扱いと病理診断の問題：DISCARD policy は可能か …………………… 96

## 第8章 文献紹介　99

1. 腺腫の内視鏡的切除による大腸癌罹患率・死亡率減少に関する報告 …………………… 99
2. コールド・ポリペクトミーに関する報告 …………………………………………………… 99

　　　索引 ……………………………………………………………………………………… 107

# 第1章 大腸内視鏡治療におけるコールド・ポリペクトミーの位置づけ

## MESSAGE

　大腸内視鏡検査で発見されるポリープの7割は大きさ5mm以下のいわゆる微小ポリープ（以下，微小ポリープ．欧米の diminutive polyp と同義）であり，欧米のデータでは，そのおよそ半分（50〜64％）が腺腫といわれており，その0.1％以下に浸潤癌が発見される[1]．米国での大腸内視鏡スクリーニングの普及とその質，すなわち腺腫発見率（adenoma detection rate：ADR）の向上の要請から，微小ポリープの発見の増大，およびその質的診断，その治療について多方面から議論がなされている．

　欧米では日本の質的診断を重視し治療方針を決めるという風土とやや異なり，平均的内視鏡医への普及，すなわち内視鏡医間の一致率，外挿性（大腸内視鏡専門医による研究論文の結果が大腸内視鏡検査を施行するいろいろなレベルの内視鏡医に適応されるか），一般内視鏡医への普及喚起の妥当性，さらには効率性と経済性いわゆる費用対効果が，治療方針，学会のガイドラインにまで大きく影響しているように思える．

　上記のような視点から，米国のコールド・スネア・ポリペクトミー（CSP）の変遷と日本での導入の意義について考察し，その位置づけを考えたい．

## 1. 米国の事情（表1）

### POINT

- 切除された微小ポリープ，小ポリープのそれぞれ約4割，3割が過形成ポリープと報告されている．数回の内視鏡介入ですべての腺腫性ポリープを切除することで，将来10〜20年の大腸癌死亡を5割程度抑制できることが証明された．
- 大腸内視鏡検診の普及に伴い，すべての腺腫性ポリープを可能な限り1回の検査で遺残なく切除する要請が強く，穿孔，後出血，遺残再発の予防のために，2〜3mmの微小ポリープに対してコールド・フォーセプス・ポリペクトミー（CFP）が，4〜5mmの微小ポリープに対してCSPが普及してきている．
- CFPを中心とした遺残再発率3〜4割と報告されている．PCCRCの半分以上は，遺残が原因と推定されており，CSPへの移行は，自然な流れであった．
- IEE診断による過形成ポリープの無治療放置，微小腺腫の切除後放置による病理診断費用の削減が検討されている．

### 1）大腸微小ポリープの取り扱い

　欧米では，治療された微小ポリープ，および6〜9mmの小ポリープ（以下，小ポリープ．欧米の small polyp と同義）のなかで，過形成性ポリープが占める割合は，それぞれ，39.7％，29.4％とかなり多く，隆起と認識されるいわゆる大腸ポリープは腺腫，過形成の区別なく切除治療の対

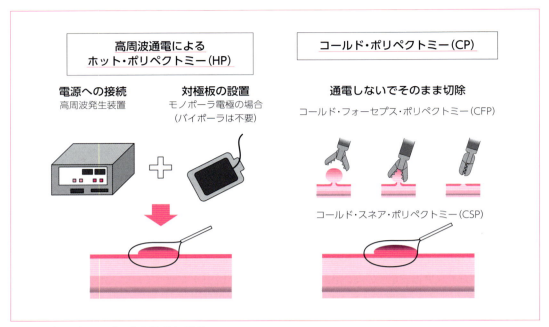

図1　大腸ポリープの内視鏡的切除法

(ボストン・サイエンティフィック社より許可を得て改変掲載.)

　ホット・スネア・ポリペクトミー（hot snare polypectomy：HSP）は，1973年 Wolff，Shinya によって報告された[1]．同年，Deyle らが局注を用いた内視鏡的粘膜切除術（endoscopic mucosal resection：EMR）[2]，Williams が鉗子による通電切除法であるホット・バイオプシー（hot biopsy：HB）[3]を報告した．

　最近，HB 施行 14,382 例中後出血が 0.26％，穿孔が 0.01％ にみられたと Oka らがわが国の多施設アンケート結果を報告しており[4]，CP の普及と HB の偶発症の観点から HB の使用頻度は減少してきている．現在，海外では HB は勧められていない[5]．

　HSP，EMR，内視鏡的粘膜下層剝離術（Endoscopic submucosal dissection：ESD）などの HP が長らく内視鏡的切除の主流であった（図2）．

　Meeroff が 1989 年，高周波電流を使用しない CSP を小さなポリープの治療として初めて報告した[6]．25 例の大きさ 5〜10 mm のポリープに対して CSP を施行し，切除直後の出血は一時的で全例安全に施行でき，ポリープ切除の革新的方法（innovative method）と述べている．Tappero らが 1992 年，210 例，288 病変の 5 mm 以下のポリープに対して CSP を施行，出血，穿孔なく，病理組織学的検討も適切に行うことができたことから，CSP は安全で有効な方法と報告している[7]．Repici らは 2012 年，10 mm 未満の 823 例，1,015 病変の多数例を報告し，CSP は安全性の高い治療法であることを示し，世界的に注目を集めることになった[8]．その後，CSP に関する数多くの臨床研究が行われ，それらの成果が報告されている．

　CP のもう1つの切除法である鉗子を用いた CFP は，以前から生検鉗子を用いて大きさ 5 mm 以下の微小ポリープの切除法として用いられてきた．当院でも 1980 年代半ばから 3 mm 以下の腺腫性ポリープの切除法として，クリーンコロンを目指して "total biopsy" と称して生検鉗子を用

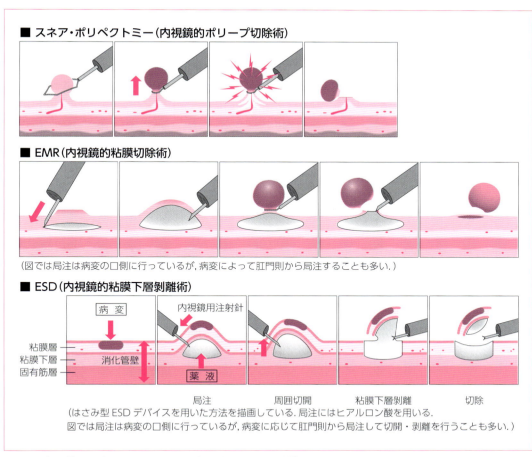

**図2** 高周波通電を用いたホット・ポリペクトミーの種類

いて積極的に切除を行ってきた．1回の処置（bite）で切除できない場合は，数回の必要最低限のbiteで腫瘍成分を残さないように努めてきた．当院でこの方法を開始した当時はCFPの名称はなく，1989年Woodsらが論文のなかで"conventional cold biopsy"という用語を用いている[9]．

CFPによる大きさ5mm以下の不完全切除率は9.3～61％と報告され[10,11]，これまで遺残再発が危惧されていた．しかし，最近，従来よりも大容量の生検鉗子（Jumbo鉗子）が登場した．Draganovらは，1回のbiteで完全切除率が従来の生検鉗子の50.7％に対してJumbo鉗子は78.8％と有意に高く，かつ不完全切除率も従来の生検鉗子22.6％と比べてが17.6％と有意に低かったと報告した[12]．Jumbo鉗子の登場などによりCSPと並んでCPの手技として確立された．CFPは，CSPよりも小さな大きさ4mm以下（5mm未満）の病変が適応病変とされている[13,14]．

今日ではCP，特にCSPは大きさ10mm未満の大腸ポリープの治療法として重要な位置を占めるようになった．

## 3. コールド・ポリペクトミーの適応

> **POINT**
> - 2018年時点わが国では大きさ5 mm未満の微小大腸ポリープの内視鏡的切除に関して明確な基準は示されていない.
> - 世界的にみるとCPは大きさ10 mm未満の小型大腸ポリープの主要な標準的治療法となりつつある.
> - CFPの適応病変は大きさ4 mm以下（5 mm未満）である.
> - CSPの適応病変は大きさ9 mm以下（10 mm未満）である.
> - 有茎性ポリープ（Ip型）はCPの適応としない報告が多い.
> - わが国では内視鏡切除前の術前診断で低異型度腺腫と診断される病変がCPの適応とされている.

### 1）国内外の現状

　大きさ5 mm以下の微小ポリープの内視鏡的切除について，わが国では基準が示されていない．「大腸ポリープ診療ガイドライン2014」では，「隆起性病変は経過観察が容認される（経過観察を提案するとされているが，経過観察の期間が定められておらず，各医療機関でまちまちである）」「ただし，平坦陥凹型病変では，腺腫および癌との鑑別が困難な場合は内視鏡的切除を提案する」としている[15]．ガイドラインでは，微小病変における癌の頻度は欧米で0.03～0.05％で，ポリペクトミーの偶発症は0.7％程度（穿孔が0.1％）であると述べている[15]．5 mm以下の微小ポリープをすべて切除することは健康人の偶発症のリスクを高め，社会的に不要なコストを強いる（コスト＞偶発症のリスク＞癌の頻度）．癌の頻度が偶発症のリスクに比して少ないことを経過観察を推奨する理由に挙げている[15]．

　「大腸ESD/EMRのガイドライン」では，「6 mm以上のポリープは基本的に内視鏡的切除，5 mm以下は表面陥凹型を除いて必ずしも切除を原則とはしない」としている[16]．臨床の現場では5 mm以下の微小ポリープに対する切除は施行医の判断に任されているのがわが国の現状である．

　米国のNational Polyp Study（NPS）の報告で，大きさにかかわらず大腸癌の前駆病変と考えられているすべての腺腫性ポリープを内視鏡的に切除すれば，大腸癌罹患率ならびに死亡率の減少が得られることが明らかになっている[17,18]．日本のJapan Polyp Study（JPS）もすべての腫瘍性ポリープは内視鏡的に切除する，いわゆるクリーンコロンをベースとした研究である[19]．今後，これらのエビデンスを基に「腫瘍性ポリープは微小ポリープであってもすべて内視鏡的切除を行う」方向へ治療方針のパラダイムシフトが起こることが予想される．

　現在のところ，わが国では大きさについての統一した基準はないが，世界的に見るとCPは大きさ10 mm未満の小型大腸ポリープの主要な標準的治療法となりつつある．

　2017年に欧州消化器内視鏡学会（European Society of Gastrointestinal Endoscopy：ESGE）は，「大腸ポリペクトミーと内視鏡的粘膜切除術（EMR）：ESGE臨床ガイドライン」[5]を発表し，治療法別にエビデンスレベルと推奨の強さを明記した．エビデンスレベルと推奨の強さは，Grading of Recommendations Assessment, Development and Evaluation（GRADE）systemに基づいている[20,21]．それによると広基性もしくは平坦型の表面型大腸腫瘍の大きさ9 mmまでがCPの

適応とされている．

ここでガイドラインの要点を述べる．

❶ 5 mm 以下の微小ポリープでは CSP を推奨している．CSP は高い完全切除率，病理診断に適切な標本採取，低い偶発症率を有している（高エビデンスレベル，強い推奨）．CFP は 2 番目のオプションと位置づけられている．

❷ 3 mm 以下で CSP が技術的に困難な部位でのみ CFP を施行してもよい（中等度エビデンスレベル，強い推奨）．HB は，高い不完全切除率，病理診断のための標本採取は適当ではないこと，後出血，穿孔など偶発症発生のリスクが高いことなどから推奨しない（高エビデンス，強い推奨）．

❸ 6～9 mm の病変では CSP で一括切除を行う．CSP はすぐれた安全性を有する手技であるが，HSP の有効性と比較したエビデンスが不足している（中等度エビデンスレベル，弱い推奨）．一括で切除できない場合は，少ない分割数で切除する．切除標本は病理診断のためすべて回収する必要がある．CFP は不完全切除率が高いことから推奨しない（高エビデンスレベル，強い推奨）．

❹ 10 mm 以上は HSP（EMR，分割 EMR，ESD 含む）の適応である．

❺ 有茎性病変は頭部の大きさが 20 mm 未満かつ茎の幅が 10 mm 未満は HSP を適応とする．頭部が 20 mm 以上もしくは茎の幅が 10 mm 以上では茎部への HSE 溶液の局注や機械的止血操作を術前に行ってから HSP を施行する（中等度エビデンスレベル，強い推奨）．

大きさにかかわらず通常観察での陥凹，緊満感，強い発赤の有無，色素内視鏡による pit pattern 診断，狭帯域光観察（narrow band imaging：NBI）拡大内視鏡診断（JNET 分類）などで精度の高い内視鏡診断を行い，粘膜下層浸潤の有無・程度により治療法を選択することが重要である．

また，ガイドラインは，HP においても各治療手技（HSP，EMR，分割 EMR および ESD）に対してエビデンスレベル，推奨の強さを示している[5]．

## 2) CFP と CSP の適応病変

### ➡ POINT

- CFP の適応病変は大きさ 4 mm 以下（5 mm 未満）である．
- CSP の適応病変は大きさ 9 mm 以下（10 mm 未満）である．
- 有茎性ポリープ（Ⅰp 型）は CP の適応としない報告が多い．
- わが国では内視鏡切除前の術前診断で低異型度腺腫と診断される病変が CP の適応とされている．
- CP では HP に比べて完全切除が低いとの報告が多い．

### Ⅰ．大きさ

#### a．CFP

大きさ別に見ると，CFP の適応は 4 mm 以下（5 mm 未満）である．

Uraoka らは Jumbo 鉗子で CFP を施行し，一括切除率は 5 mm 以下 91%（204/223）と報告し

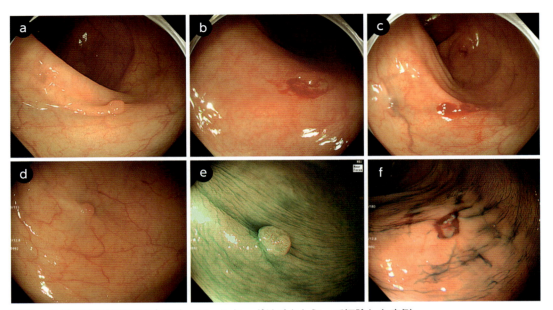

**図3　生検切除後遺残再発を認め，コールド・ポリペクトミーで切除した症例**
　　a：横行結腸の3mm Is病変．b：生検鉗子による完全切除を施行．c：一部残りがあり，2回目の生検で完全切除．d：2カ月後の内視鏡検査時遺残を認めた．e：NBI観察．f：CSPにより完全切除

ているが，3mm以下97％（138/142）に対して4mm以上では81％（66/81）と低下した．5mmまでは2回の処置（bite）で完全切除が得られ，偶発症は1例もみられなかった[13]．CFPがCSPよりも簡便かつ確実に組織回収ができるメリットがあるとしている．坂本らは1回のbiteで切除可能は3～4mm程度であることを指摘している[22]．堀内らは3mm以下では小さすぎてスネアリングは難しいことが多く，CFPが望ましいとしている[23]．ParkらはRCTから，3mm以下では一括切除率はCFPが95.8％，CSPが92.6％と差がないが，3mmを超えるとCFP86.8％，CSP93.4％と有意差がみられ，CFPは3mm以下の病変が適応と報告している[24]．EfthymiouらはCFPの粘膜欠損部をEMRで切除し，完全切除率は39％で十分でないと報告している[11]．Jungらは同様の方法で検討し，90％完全切除でき，3mm未満は100％完全切除できたと報告している[10]．Draganovらは大型Jumbo鉗子による完全切除率は従来の生検鉗子よりも高いことを報告している[12]．Liuらは，Jumbo鉗子による不完全切除率は11％で普通の鉗子27％に比べて低く，Jumbo鉗子使用で完全切除率が上がることを報告している[25]．図3は通常の生検鉗子を用いたCFPで遺残を認めた病変である．

　以上のこれまでの報告から，CFPには通常の生検鉗子ではなく，Jumbo鉗子を用いることが推奨される．

### b. CSP

　これに対してCSPの適応病変は大きさ9mm以下（10mm未満）とCFPよりも病変の大きさの幅が広い．

　しかし，Tapperoらの報告では大きさ5mm以下を適応[7]，IchiseらによるRCTでは8mm[26]，Recipeらは10mm未満としており，統一した基準はない[8]．

Leeらはランダム化比較試験（randomized controlled trial：RCT）の結果から不完全切除の独立因子はCFPとポリープの大きさ（4 mm以上）と報告している[27]．CSPは93％の症例で完全切除できたのに対して，CFPは76％にとどまることを示し，大きさ4～5 mmのポリープはCSPが推奨されると述べている[27]．報告者により大きさの適応は異なるが，技術的にはCSPで10 mm程度までは一括完全切除が可能である．筆者の施設はCSPの適応は10 mm未満としている．

　では10 mm以上の大きな病変はCSPの適応とはならないのか？　Hiroseらは2～14 mm，1,006病変と多数例の検討から10～14 mmでも安全にCSPで切除が可能であることを報告している[28]．ただし10 mm以下に比べて有意に断端陽性が高く，10 mm以上では切除標本に粘膜筋板が一緒についてこないなどの課題を指摘している[28]．したがって現状では，大きさ10 mm未満の病変をCSPの適応と病変とするのが適当と思われる．

## Ⅱ．形態

　ポリープの形態では，隆起型，表面隆起型がCPのよい適応病変である．

　平坦陥凹型病変はたとえ大きさが5 mm未満であっても除外する．高度異型腺腫や癌の可能性が隆起性病変に比べて有意に高いためである．Kudoらは，6 mm未満の平坦陥凹型病変では粘膜下層浸潤癌（T1）が8％あったと報告している[29]．

　隆起型の中で有茎性ポリープ（Ip）はCPの適応としない報告が多い．一方，RecipeらはCsp10 mm未満のIpもCPの適応として報告している[8]．HoriuchiらもIpを含め，10 mm未満をCSPの適応としているが[30]，Ipは通電なしでは完全に切れないことを少なからず実臨床では経験する．茎部に線維性組織が多く，予想以上に茎内を多くの血管が走っているからである．浦岡らは4 mm以下の微小なIpはJumbo鉗子で高率に一括切除できるためCFPの適応であるとしている[14]．筆者の施設では3 mm程度のIpはCFPによる積極的切除の適応病変としている．

## Ⅲ．組織型

　内視鏡切除前の術前診断で低異型度腺腫と診断される病変がCPの適応である（図4，5）．

　高度異型腺腫，粘膜内癌（Tis），T1病変は適応外であり，HPの適応とする．特にT1が疑われるときはEMRを施行する（図6）．

　これまで述べたようにCPでは一括切除率が必ずしも高いとはいえない．CSP直後の切除断端辺縁にLeeらは6.8％[25]，Kimらは3.4％[31]に腫瘍成分を認めたと報告している．

　CP，特にCSPは手技的に粘膜筋板レベルや直下で切れる病変が多く，粘膜下層の多くはとれてこない．このためT1やTis病変は，垂直断端が陽性となる危険性が高い．またCP標本は脆弱で吸引回収で分断，ねじれにより診断に適した標本が作製できない場合も少なくない．したがって垂直断端および水平断端の評価が困難となりやすい．

　なお，わが国のJPSのデータでは，5 mm以下（3,827病変）は高度異型腺腫0.9％，Tis 0.2％，T1 0.03％（1例）のみで，6～9 mm（1,341病変）では高度異型腺腫6.3％，Tis 2.8％，T1 0.3％（4例）と報告している[32]．10 mm未満の腫瘍性病変の96.7％は低異型度腺腫であり，T1の頻度は0.1％（4例）と極めて低率である．色素内視鏡，NBI診断などの詳細な術前診断は欠かせないが，10 mm未満の病変の多くはCPの適応といえる．

　なお，ESGE臨床ガイドラインではCPの適応病変を大きさと形態で規定しているが，組織型については言及していない．これは5 mm以下の微小ポリープでは癌は0～0.06％と極めて低率で

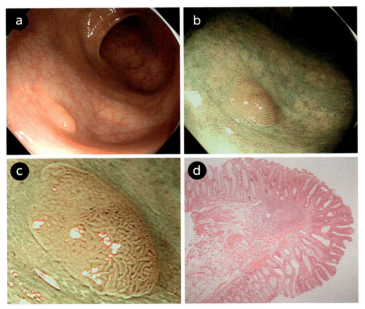

図4 低異型度腺腫 S状結腸 4 mm Is病変.
a：白色光観察で発赤等認めない.
b：NBI観察.
c：NBI観察（near focus）．JNET分類 Type 2A.
d：腺腫と診断し，CSPを施行．低異型度管状腺腫の病理結果であった．

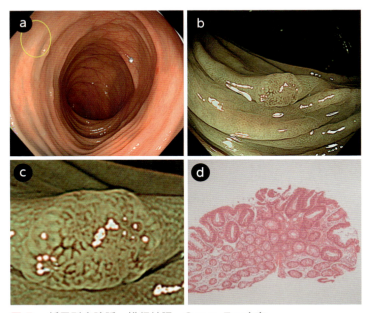

図5 低異型度腺腫 横行結腸 3 mm IIa病変.
a：白色光観察で発赤等認めない（丸印）．
b：NBI観察.
c：NBI拡大観察．JNET分類 Type 2A.
d：腺腫と診断し，CSPを施行．低異型度管状腺腫の病理結果であった．

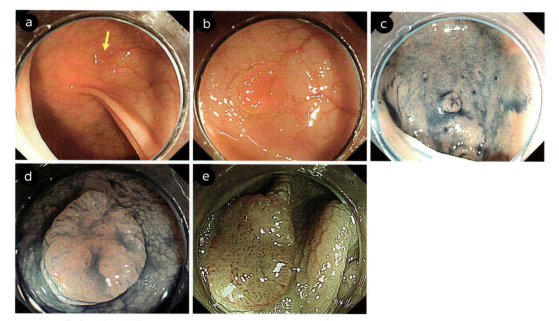

**図6** 早期大腸癌―粘膜下層浸潤癌（T1a） RS 4 mm Ⅱa病変.
　a：白色光遠景．発赤調の病変．
　b：画像強調をかけた白色光所見．発赤と血管が目立ち，周囲に白斑を認める．
　c：色素内視鏡．星亡状の陥凹を認める．小さいが厚みのある病変．
　　　この段階で取り扱い注意病変であることがわかる．
　d：色素内視鏡．全体にⅥ様pitを認めるが，非拡大のため診断困難．
　e：NBI観察．画像強調のみ．非拡大観察のため詳細には見えないが血管がやや不揃いでありJNET Type 2Bを疑った．
解説：
大きさが小さい病変であったためEMRを行った．粘膜下層軽度浸潤癌（400μ，pT1a）であった．高分化腺癌（tub1）で，脈管浸潤はリンパ管，静脈ともに陰性，水平断端，垂直断端どちらも陰性で完全切除と診断した．
本症例は拡大機能がない内視鏡で行われた病変である．拡大内視鏡がなくともポリープ発見時にルーチンに色素散布，NBI観察を行っていると，おのずとCP不適格病変は診断できるようになる．
毎日の積み重ねが重要である．治療前の質的診断をせず，小ポリープであるというだけで安易にCPを行ってはいけないという教訓的病変なのでここで提示した．

あることによる[5]．

　ところで，過形成ポリープは癌化しないと考えられていたが，過形成ポリープに類似しているが癌化の可能性を持っているポリープとしてsessile serrated adenoma/polyp（SSA/P）が最近注目されている（図7）．SSA/Pと過形成性ポリープを内視鏡的に鑑別することは困難なことも多いが，YamadaらはNBI拡大を用いてポリープ表面に観察される拡張・蛇行血管と右側結腸（脾弯曲部から盲腸）・病変サイズの10 mm以上の3所見のうち，2つ以上が陽性の場合はSSA/Pと内視鏡的に診断できると報告している[33,34]．

　しかし，SSA/Pの内視鏡的診断はいまだ診断精度は十分といえず，わが国ではSSA/Pを含む過形成性ポリープの内視鏡治療に関してはコンセンサスが得られていない．一方，米国のNCCNガイドラインでは，大腸発癌のリスクを最小限にするためSSA/Pは腺腫性ポリープと同等に扱い，可能な限り切除することを推奨している[35]．Rexらは，SSA/Pを含む鋸歯状病変の実態が十

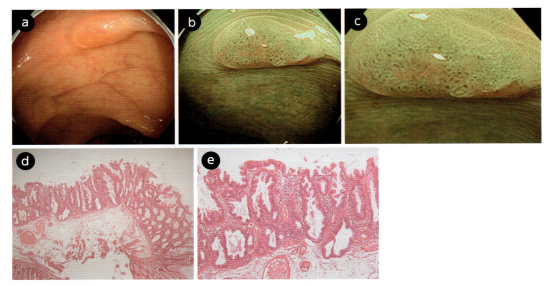

**図7** sessile serrated adenoma/polyp（SSA/P）

横行結腸 8 mm 扁平隆起病変.
　a：白色光観察．周囲粘膜と同色調を呈する病変で粘液が付着している．
　b：NBI 観察．
　c：NBI 拡大観察．やや拡張している血管を認める．粘液のため蛇行は明瞭でない．
　d，e：切除標本の病理組織像．腺底部の拡張を呈する鋸歯状腺管が認められ，SSA/P と診断した．

| 大きさ | Ip | Isp | Is | IIa | IIa+dep | IIa+IIc | IIc |
|---|---|---|---|---|---|---|---|
| 4mm以下<br>(5mm未満) | CFP or CSP<br>(3mm以下，IpはCFP＞CSP) | | | | | HP<br>(EMR＞HSP) | |
| 5mm〜<br>9mm<br>(10mm未満) | HP<br>(HSP) | CSP or HSP<br>(CSP＞HSP) | | | | HP<br>(EMR＞HSP) | |
| 10mm以上 | HP<br>(HSP) | | | HP<br>(EMR) | | | |

**図8** ポリープの大きさと肉眼型による内視鏡的切除法の使い分け

（大腸肛門病センター高野病院）

分にわかっていないため，鋸歯状病変のうち S 状結腸より口側に認められる病変と S 状結腸と直腸に認められる 5 mm 以上の病変は切除されるべきとしている[36]．したがって SSA/P が疑われる場合は，経過観察とせず CSP の適応とすることが望ましいと考えられる．筆者の施設では 5 mm 以上の鋸歯状病変が疑われる場合は，最終病理診断が過形成性ポリープであったとしても積極的に CSP を行っている．

　筆者の施設の大腸ポリープの大きさと肉眼型による内視鏡的切除法の使い分けを図8に示す．わが国では統一した基準，ガイドラインはまだなく，各施設の治療方針および事情によるが，内

視鏡的切除法の参考の1つにしていただきたい．

## Ⅳ．大きさの測定上の問題

**CPの大きさの適応に関して**：本書では各著者がCPの適応に関して9 mm以下もしくは10 mm未満と記載している．実臨床でたとえばポリープの大きさを9.4 mmと少数第一位を記載することはない．そのためこのような記載に差が出てくる．ESGE臨床ガイドラインでは微小ポリープは5 mm以下，小ポリープは6〜9 mmと明記しCSPの適応としている．10 mm以上は癌が粘膜下層に浸潤しているかを術前診断の上HP（大きさ，形態などによってスネアポリペクトミー，EMR，ESDを使い分ける）を推奨している．5 mm<ポリープの大きさ<6 mm，9 mm<ポリープの大きさ<10 mmの記載はない．

このような現状に鑑み，第2章の一部では4 mm以下（5 mm未満），9 mm以下（10 mm未満）と記載した．本書においては4 mm以下と5 mm未満の意図するものは同じである．どちらを用いるか2018年2月の時点で規定はない．実臨床では特に混乱は生じないと判断している．大腸ポリープのサイズは，内視鏡メジャーを用いてトレーニングを行っても内視鏡医の主観によるところが大きい．切除病変のサイズの正確な測定は可能であるが，mm単位まで術前に正確に診断することは困難である．大腸カプセル内視鏡検査のワークステーションに搭載されているようなポリープサイズ推定機能（Polyp Size Estimation：PSE）が内視鏡に導入，普及すれば正確な測定は可能になると思われる．その場合，PSEでサイズをmm単位で測定できれば，CPの適応はESGE臨床ガイドラインのように9 mm以下が適応となる．サイズを小数第一位もしくはそれ以下まで測定できるようになれば10 mm未満が適応となる．

## 4. コールド・ポリペクトミーのメリットと注意すべき点

### ▶ POINT

- CPは高周波通電も用いるHPに比べて簡便で手技時間が短い．
- 切除後の後出血の頻度がHPよりも有意に少ない．
- 抗血栓薬服用者でも後出血は少ないという報告が多い．
- これまで腺腫性ポリープに対するCSPでは穿孔例は報告されていない．

CPは従来からのHPの手技に比べ図1で示したように簡便である．通電しないため高周波発生装置および電源への接続は不要である．モノポーラで用いる対極板も不要である（バイポーラでは最初から不要）．

CPの期待される一番のメリットは何といっても安全性である．非薄な腸管壁の大腸では高周波電流を用いたHPでは常に穿孔の危険性がついてまわる．この点，通電を伴わないスネアの絞扼だけで切除するCSP，および同様に通電することなく鉗子で切除するCFPは理論上穿孔を起こすことは考えにくい．CSPにおいては，粘膜下腫瘍であるシュワン細胞腫（神経鞘腫）のCSPで術直後の穿孔例がこれまで1例報告されている[37]．穿孔直後，クリップ閉鎖で手術療法は行わず保存療法で軽快した症例である．腺腫などの上皮性ポリープでは穿孔例は報告されていない．CFPで1例直腸病変（腺腫）の遅発性穿孔が報告されている[38]．保存療法で軽快した症例である．

以下，①簡便さ，手技時間の短縮，②通電することによる後出血，③遅発性穿孔，④腹痛・発熱などの症状を来すpost-polypectomy syndromeの回避，⑤医療者側のメリットなどでの点からCPのメリットと注意点を解説する．

## 1） 簡便さ，手技時間の短縮

　CPは高周波電流を用いないため対極板は不要で，従来のポリープ切除と比べて手技時間が短くてすむ．

　Ichiseらは前向き試験（RCT）の結果から平均手技時間を従来のHPとCPを比較し，HP25分に対してCPは18分と有意に短かったと報告している[26]．Horiuchiらも同様に平均手技時間はHSP26分に対してCSPは16分と有意に短かったことを報告している[39]．Raadらは，メタアナリシスの結果からCSP/Jumbo鉗子によるCFPは，従来の生検鉗子によるCFPよりも不完全切除率の相対危険率が0.4倍と有意に低いことに加えて，手技時間が2.66分有意に短かったことを報告している[40]．

　なお，切除検体の回収は，CFPは100％回収できるが，CSPでは検体が小さく，しかも菲薄であり，いったん検体を見失うと発見するのが難しい．そのため切除後には回収を最優先する．切除した検体は脆弱で，ねじれにより病理診断に適した標本が作製できない場合も少なくない．切除検体は可能な限り，ねじれがなく伸展させて病理検査へ提出することが重要である．

## 2） 後出血

　多数例の報告やメタアナリシスの結果から後出血の頻度が，CPはHPよりも有意に低率であることが明らかになっている．抗血栓薬服用者においても後出血の頻度はHPよりも低いと報告されている．

　Repiciらは823名（1,015個）の10 mm未満の大腸ポリープをCPで切除し，18病変（1.8％）に術中出血が起こり，多変量解析で抗血小板薬の服用とポリープの大きさ（6 mm以上）が術中出血の独立因子と報告している[8]．全例内視鏡的止血が可能であったとし，さらに後出血は認めなかったと報告している．Uraokaら[13]，Takeuchiら[41]も多数例の報告で後出血は認めなかったと報告している．坂本らは，後出血の頻度はCP 0.1％（2/2,030），HP 0.45％（11/2,441）と有意に低いことを報告している[22]．なお出血までの期間はCP 1.5日（1〜2），HP 3.3日（1〜10）でCPが短期間であった．後出血の症例を図9に示す．CSP当日夜間出血を認め，クリップ止血術を施行した例である．

　Horiuchiらはワーファリン内服継続患者のRCTの結果を報告している[39]．これによると10 mm以下の大腸ポリープの内視鏡的切除による後出血率は，HSPの14％（5/35）に対してCSPは0％（0/35）と1例もなく，CSPが有意に低かった．さらに抗血栓薬服用者172例にCSPを行い，後出血の頻度は1.2％（2例）で通常のHSP後の後出血と差がないことを報告している[23]．

　またHoriuchiらは，HPの後出血は高周波通電による熱傷や切れの悪いスネア使用が粘膜下層の動脈を傷害して後出血を起こすことが原因と報告している[39]．CPでは，通電による熱傷が粘膜

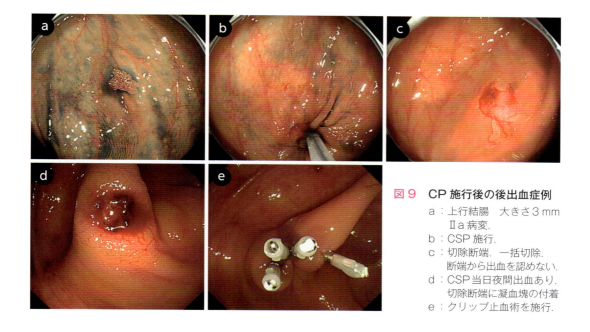

図9 CP施行後の後出血症例
a：上行結腸　大きさ3mm Ⅱa病変.
b：CSP施行.
c：切除断端．一括切除．断端から出血を認めない．
d：CSP当日夜間出血あり．切除断端に凝血塊の付着
e：クリップ止血術を施行．

表1　CPとHPの後出血に関するRCTのメタアナリシス

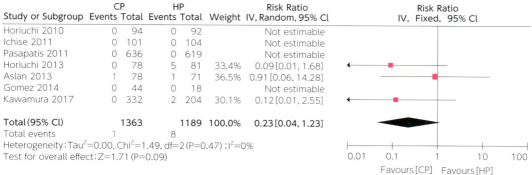

※後出血のリスクがCPではHPの約4分の1に減少する．

下層の血管を傷害しないことにより，抗血栓薬服用者においても後出血が起こりにくいと考えられる．

**補足：メタアナリシスによるCPとHPの後出血の比較**

　Fujiyaらは6報の実験的研究（介入試験）であるRCTのメタアナリシスを行っているが，後出血はCP 0.10％（1/1,031）に対してHP 0.61％（6/985）と低かったことを報告している[42]．6報[26,39,43-46]にKawamuraらのわが国おける多施設共同のRCT[47]を加えて7報のRCTのメタアナリシスを行った（表1）．メタアナリシスはコクラン共同計画からフリーで提供されているReview Manager software（RevMan 5.3）を使用した[48]．CPのHPに対する相対危険度は0.23［95％信頼区間（CI）：0.04-1.23］である．95％が信頼区間の上限が1をまたいでおり，有意とは言えないが，後出血のリスクがCPではHPの約4分の1に減少することが示唆された．

　次に実臨床における治療成績からCPとHPの後出血を比較した．筆者ら3施設（第3章で詳

**表2** CPとHPの後出血に関する筆者ら3施設の観察研究のメタアナリシス

| Study or Subgroup | CP Events | CP Total | HP Events | HP Total | Weight | Odds Ratio M-H, Fixed, 95% CI |
|---|---|---|---|---|---|---|
| Hattori GI | 18 | 6836 | 13 | 909 | 36.7% | 0.18 [0.09, 0.37] |
| Kyoto Pref Hp | 1 | 1006 | 7 | 624 | 13.9% | 0.09 [0.01, 0.71] |
| Takano Hp | 2 | 2156 | 29 | 1904 | 49.4% | 0.06 [0.01, 0.25] |
| Total (95% CI) | | 9998 | | 3437 | 100.0% | 0.11 [0.06, 0.21] |
| Total events | 21 | | 49 | | | |

Heterogeneity: Chi² = 2.68, df = 2 (P = 0.26); I² = 26%
Test for overall effect: Z = 6.80 (P < 0.00001)

(Hattori GI：服部胃腸科，Kyoto Pref Hp：京都府立医大消化器内科，Takano Hp：大腸肛門病センター高野病院)

※後出血のリスクがCPではHPの約10分の1に有意に減少する．

述)の観察研究(後ろ向き調査)の結果を**表2**に示している．相対危険度をオッズ比から推定した．メタアナリシスによるオッズ比は0.11(95%CI：0.06-0.21)で，後出血のリスクがCPではHPの約10分の1に有意に減少するという結果であった．さらに坂本ら[22]，池松ら[32]，北山らの報告[49]を入れてメタアナリシスを行っても，オッズ比は0.12(95%CI：0.07-0.22)と同様の結果であった．

以上の結果から，CPはHPに比べて後出血が少ないと結論付けて良い．

## 3) 遅発性穿孔

HPのメリットとして，高周波通電を用いるため，切除直後出血および組織的焼灼効果（burning effect）で病変の遺残や再発を抑えられることが期待できる．反面，組織焼灼のため後出血や遅発性穿孔の重篤な偶発症が懸念される．Okaらは，わが国の多施設アンケート結果からHPの後出血率1.3%，穿孔0.17%であったと報告している[4]．

通電を伴わないためCSP，CFPでは理論上穿孔を起こすことは考えにくい．CSPにおいては，前記したようにこれまで腺腫などの上皮性ポリープでは穿孔例は報告されていないが，粘膜下腫瘍のCSPで術直後の穿孔例が1例報告されている[37]．穿孔直後，クリップ閉鎖で手術療法は行わず保存療法で軽快している．遅発性穿孔例は報告されていない．CFPでは直腸病変の遅発性穿孔例が1例報告されている[38]．保存療法で軽快している．(2017年12月時点※)

CPの手技がHPにくらべて安全性は高いことは明らかであるが，常に慎重に冷静に治療の臨むことが重要である．1例の偶発症を出さないように努めるべきである．

CSPは上皮性病変を対象とすべきであり，神経鞘腫のような粘膜下腫瘍は対象外とすべき病変と筆者らは考えている．さらに上皮性腫瘍であるが粘膜下腫瘍様の隆起性病変の形態を示す，直腸カルチノイドと従来呼ばれてきた直腸NET（neuroendocrine cell tumor，神経内分泌腫瘍）もCSPの対象外病変と考えている．

---

※CSF，CFPの穿孔例の報告は2017年12月時点までに報告された文献によるものです．

**表3** 外来診療における医療費（2018年）の比較

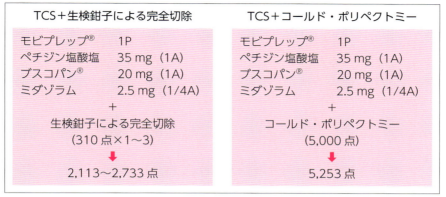

（使用する薬剤によって診療報酬の請求点数は若干異なる．）

## 4) post-polypectomy abdominal symptom

　Ichiseらは，ポリープ切除後2週間以内に腹痛・腹部不快感などのpost-polypectomy abdominal symptomの頻度がHP 20%（8/40）に対してCPでは1.5%（1/40）と有意に低いことを報告している[26]．術後の比較的長期間にわたる不快な腹部症状が少ないこともメリットの1つである．通電しないため，腹痛，発熱，白血球増多，腹膜刺激症状をきたすpost-polypectomy electro-coagulation syndromeはCPでは理論的には起きない．

## 5) そのほか

　外来もしくはデイ入院で治療が可能であること，生活制限がHPよりも少ないことは，患者にとってのメリットである．
　また，診療報酬の側面からは生検切除ではなく，「内視鏡的大腸ポリープ・粘膜切除術」として保険請求できるメリットがある（表3）．患者の側面からは内視鏡治療として生命保険などの請求が可能である．

## 5. 抗血栓薬服用者に対するコールド・ポリペクトミー

### ➡ POINT
- 「抗血栓薬服用者に対する消化器内視鏡診療ガイドライン」が公表されている．
- 出血危険度によって消化器内視検査・治療が分類されている．
- CP がどれに分類されるか示されていないが，後出血の検討から CP は出血低危険度に分類するのが妥当と思われる．
- ガイドラインのステートメントに準拠した抗血小板薬の休薬期間を表 5 に示した．出血低危険度の消化器内視鏡と同じ基準で対処する．

　近年，抗血栓薬服用者を消化器内視鏡検査・診療する機会が増加している．内視鏡治療を行うに際して，抗血栓薬の休薬による血栓塞栓症の誘発を配慮した「抗血栓薬服用者に対する消化器内視鏡診療ガイドライン」(2012)が日本消化器内視鏡学会から公表された[50]．さらに新しい直接経口抗凝固薬 DOAC(direct oral anticoagulant, NOAC；novel/non-vitamin K oral anticoagulant と同義)に対応した「抗血栓服用者に対する消化器内視鏡診療ガイドライン直接経口抗凝固薬(DOAC)を含めた抗凝固薬に関する追補 2017」(2017)が公表された[51]．消化器内視鏡診療時の抗血栓薬の休薬基準がステートメントとしてこれらのガイドラインで示されている．ガイドラインの中で CP に関連する項目について概説する．

### 1) 出血の危険度による消化器内視鏡検査・治療の分類

　ガイドラインでは，出血危険度のより通常消化器内視鏡，内視鏡的粘膜生検，出血低危険度の消化器内視鏡，出血高危険度の消化器内視鏡に分類している（表 4）[50]．

　CP がどれに分類される消化器内視鏡治療かは示されていない．これまで述べたように CP が HP よりも後出血の頻度が低いことは明らかである．実臨床においては筆者ら 3 施設の後出血頻度は CP 0.21%（21/9,998），HP 1.43%（49/3,437）と有意に低かった（表 2）．（なお両手技とも術中出血についてはヘモクリップなどで全例止血処置できていた．大きさ 10 mm 未満のポリープの内視鏡的切除時における術中出血は臨床的問題となることは極めて稀である．）RCT のメタアナリシスでも後出血の頻度は CP 0.07%（1/1,363），HP 0.67%（8/1,189）と低かった（表 1）．

　観察のみ（生検を含む）大腸内視鏡検査の出血の頻度は，わが国の「消化器内視鏡関連の偶発症に関する第 6 回全国調査」(2016)」によると 0.002%（75/3,185,118）である[52]．生検の頻度が不明であるため，CP の成績とは一概に比較できないが，通常消化器内視鏡よりも出血の危険度が高いことは明らかである．

　Parra-Blanco らは生検では抗血栓薬に内服の有無にかかわらず，大腸では 0.094%（9/9,555）に後出血がみられたと報告している[53]．患者背景，病変の質等が異なるため単純に比較できないが，筆者 3 施設 CP の後出血頻度 0.21%（21/9,998）に比べて有意に低い（P＝0.0386）．CFP, CSP いずれの手技とも通常の生検よりも切除面が広く，内視鏡的粘膜生検と出血危険度が同等なのか，それよりも高いのかについて今後検討が必要である．

表4　出血の危険度による消化器内視鏡検査・治療の分類

1. 通常消化器内視鏡
    - 上部消化管内視鏡（経鼻内視鏡を含む）
    - 下部消化管内視鏡
    - 超音波内視鏡
    - カプセル内視鏡
    - 内視鏡的逆行性膵胆管造影
2. 内視鏡的粘膜生検（超音波内視鏡下穿刺吸引術を除く）
3. 出血低危険度の消化器内視鏡
    - バルーン内視鏡
    - マーキング（クリップ，高周波，点墨，など）
    - 消化管，膵管，胆管ステント留置法（事前の切開手技を伴わない）
    - 内視鏡的乳頭バルーン拡張術
4. 出血高危険度の消化器内視鏡
    - ポリペクトミー（ポリープ切除術）
    - 内視鏡的粘膜切除術
    - 内視鏡的粘膜下層剝離術
    - 内視鏡的乳頭括約筋切開術
    - 内視鏡的十二指腸乳頭切除術
    - 超音波内視鏡下穿刺吸引術
    - 経皮内視鏡的胃瘻造設術
    - 内視鏡的食道・胃静脈瘤治療
    - 内視鏡的消化管拡張術
    - 内視鏡的粘膜焼灼術
    - その他

（文献50より引用）

CPでは500件から1,000件に1件後出血が発生することが推測されるため（表1,2），筆者らは現時点では出血低危険度に準じるのが妥当と考えている．今後，わが国からCPに関するガイドラインが公表され，位置づけが明確にされることを期待したい．

## 2) 抗血栓薬の休薬期間の目安

表5におもな抗血小板薬・抗凝固薬の消化器内視鏡検査・治療前の休薬期間の目安を示した．日本消化器内視鏡学会のガイドラインに示されたステートメントを基準としている[50,51]．内視鏡的粘膜生検と出血低危険度の消化器内視鏡と同じ基準で対処する．今後エビデンスが蓄積され改訂されることが予想されるが，読者諸兄に今後のCPの参考にしていただきたい．表5に示していない抗血小板薬に関してはガイドラインを参照いただきたい．

なお，抗血栓薬休薬後の内服再開は，内視鏡的に止血術が確認できた時点からとする[50]．再開は，それまでに投与されていた抗血栓薬とする．再開後に出血することもあるため出血に対する対応は継続する[50]．

表5 抗血小板薬・抗凝固薬の消化器内視鏡検査・治療前の休薬期間の目安

| 分類 | 一般名 | おもな商品名 | 出血危険度による消化器内視鏡検査・治療の分類 | | | |
|---|---|---|---|---|---|---|
| | | | 通常消化器内視鏡 | 内視鏡的粘膜生検/出血低危険度 | 出血高危険度(単剤) | 出血高危険度(多剤) |
| 抗血小板薬 | アスピリン | バイアスピリン バファリン81mg | 休薬なし | 休薬なし | 休薬なし(血栓塞栓症の発症リスクが低い場合は3〜5日間休薬を考慮) | 休薬なし or シロスタゾール置換 |
| | チクロピジン塩酸塩 | パナルジン | 休薬なし | 休薬なし | 5〜7日休薬(血栓塞栓症の発症リスクが高い場合,アスピリンまたはシロスタゾール置換を考慮) | アスピリン併用の場合,5〜7日間休薬.アスピリン以外と併用の場合,アスピリンまたはシロスタゾール置換 |
| | クロピドグレル塩酸塩 | プラビックス | | | | |
| | シロスタゾール | プレタール | 休薬なし | 休薬なし | 1日休薬 | 休薬なし |
| | イコサペント酸エステル(EPA) | エパデール | 休薬なし | 休薬なし | 1日休薬 | 1日休薬 |
| | ベラプロストナトリウム | ドルナー | 休薬なし | 休薬なし | 1日休薬 | 1日休薬 |
| | サルポグレラート塩酸塩 | アンプラーグ | 休薬なし | 休薬なし | 1日休薬 | 1日休薬 |
| 抗凝固薬 | ワルファリンカリウム | ワーファリン | 休薬なし | 休薬なし.PT-INRが通常の治療域(<3.0)であることを確認. | ヘパリン置換 or PT-INRが治療域であれば継続 or 非弁膜症心房細動の場合はDOACへ一時的変更を考慮.(ヘパリン置換は後出血リスクを上げる可能性あり.) | 抗血小板薬はアスピリンまたはシロスタゾールへ置換して,PT-INRが治療域を保ったワルファリン継続 or ヘパリン置換 or 非弁膜症心房細動の場合はDOACへ一時的変更を考慮 |
| | ダビガトランエテキシラート | プラザキサ | 休薬なし | 休薬なし.服薬時間から推定した血中濃度のピーク期を避ける(服用から2〜4時間以降). | 前日まで内服継続,処置当日の朝から内服中止,翌日の朝から内服再開 or ヘパリン置換. | DOACと抗血小板薬を併用している場合,抗血小板薬はアスピリンまたはシロスタゾール単独投与にして継続.DOACは処置当日の朝から内服中止し,翌日朝から再開. |
| | リバーロキサバン | イグザレルト | 休薬なし | | | |
| | アピキサバン | エリキュース | 休薬なし | | | |
| 血管拡張薬 | リマプロストアルファデクス | プロレナール オパルモン | 休薬なし | 休薬なし | 1日休薬 | 1日休薬 |
| 冠拡張薬 | ジピリダモール | ペルサンチン アンギナール | 休薬なし | 休薬なし | 1日休薬 | 1日休薬 |
| | トラピジル | ロコルナール | 休薬なし | 休薬なし | 1日休薬 | 1日休薬 |

# 6. 各社器具のラインアップ・性能など

> **→ POINT**
> - CFPには大容量鉗子であるJumbo鉗子を用いることが推奨される．
> - CSP専用のCSP用スネアが各社から市販されている．CSPにのみ使用，CSPとHSP兼用の2種類のスネアがある．
> - 従来のHSP用のスネアでもCSPは施行できるが，専用スネアに比べて完全切除率が低く，専用スネアの使用が推奨される．

各メーカーからCFP専用の鉗子，CSP用のスネアが市販されている．CFSとCSPに分けて解説する．

## 1）CFP

これまで述べてきたように，通常の鉗子で完全切除できる病変は2〜3 mm程度であり，CFPにはカップ最大径2.8 mmの大容量鉗子であるJumbo鉗子（Radial Jaw™ 4 Jumbo Capacity，ボストン・サイエンティフィック社）の使用が推奨される．そのほかにCFP専用としてカップ最大径3.0 mmのCospa®（Micro-Tech社，中国，日本ではセンチュリーメディカル社販売）が市販されている．

Jumbo鉗子と通常の生検鉗子の比較を**表6**と**図10**に示す．3.2 mmチャンネルに対応する大容量鉗子で通常の大腸スコープで使用が可能であり，大きな開き幅と首振り機能により，高い狙撃性を実現しており，より確実な一括切除が期待できる．マイクロメッシュティースカップにより狙った部位をしっかり把持し，鋭い切れ味で挫滅なく採取が可能な仕様となっている．さらに

**表6　Jumbo鉗子と標準型の生検鉗子の比較**

|  | RJ4 JUMBO | RJ4 LC | RJ4 SC |
|---|---|---|---|
| カップ容量 | 12.4 mm$^3$ | 9.1 mm$^3$ | 5.3 mm$^3$ |
| カップ形状 | 縦に長く楕円形 | 縦に長く楕円形 | 縦に長く楕円形 |
| 硬性部長 | 11.3 mm | 11.2 mm | 10.2 mm |
| カップ外径 | 2.8 mm | 2.4 mm | 2.2 mm |
| 適用チャンネル径 | ≧3.2 mm | ≧2.8 mm | ≧2.8 mm |
| カップ素材/製造方法 | 打ち抜きステンレス | 打ち抜きステンレス | 打ち抜きステンレス |
| カップ最大開き幅 | 8.8 mm | 8.7 mm | 7.1 mm |
| ティース厚さ | 0.127 mm | 0.127 mm | 0.127 mm |
| マイクロメッシュ ティース | 12 teeth/jaw | 12 teeth/jaw | 12 teeth/jaw |
| 側孔数 | 2 | 2 | 1 |

（すべてボストン・サイエンティフィック社製）

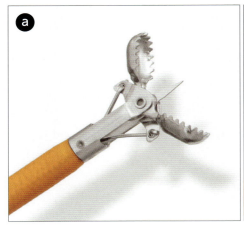 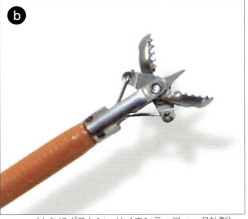

(ともにボストン・サイエンティフィック社製)

**図 10　Jumbo 鉗子と標準型の生検鉗子の比較**
　a：Jumbo 鉗子（RJ4 JUMBO）　b：標準型の生検鉗子（RJ4 SC）
　Jumbo 鉗子は 3.2 mm チャンネルに対応する大容量鉗子で通常の大腸スコープで使用が可能であり，CFP における確実な一括切除が期待できる．

は通常の生検とは切除面の大きさが異なり，粘膜筋板筋板まで含めてくり抜くように切除できる．

## 2）CSP

　CSP 専用のスネアとして Exacto®（US Endoscopy Group Inc., USA，日本では富士フイルムメディカル社販売），コールドポリペクトミースネア®（TeleMed System, Inc., USA，日本ではアムコ社販売）が市販されている．Capivator®，Profile®（ボストン・サイエンティフィック社），SnareMaster Plus®（オリンパス社），Lariat snare®（US Endoscopy Group Inc., USA，日本では富士フイルムメディカル社販売）など CSP と HSP の兼用可能なスネアが市販されている．スネアによって硬度が異なる，すなわちコシと硬さに違いがあるが，いずれも切れ味が鋭く，CSP として有用である．どのスネアを選択するかは各施行医および施設の好みによる．

　筆者の施設では，Profile® ループ径 11 mm と SnareMaster Plus® ループ径 10 mm を用いている（図 11）．

　なお，CSP 専用でなくても HP に用いるスネアでも通電することなく，小ポリープは切除が可能である．スネアのワイヤーが CP 専用よりも太いため，切れが劣り，組織の挫滅が懸念されるが，絞扼後一気にシース内にスネアを引き込むように切ると多くの病変は切除可能で，組織の挫滅も少ない．

　Horiuchi らは専用スネアが従来の HSP 用スネアよりも CSP として使用した場合，完全切除率は CSP 専用スネアが有意に高かったことを報告している〔CSP 専用スネア 91％（89/98）vs 従来の HSP スネア 79％（88/112），P＝0.015〕[30]．特に径 8〜10 mm では，平坦，有茎性ポリープともに差が顕著であった．術直後出血に有意差はなく，後出血は両群ともにみられなかった．Jung らも専用スネアが従来のスネアよりも完全切除率に関して優れていると報告している[54]．

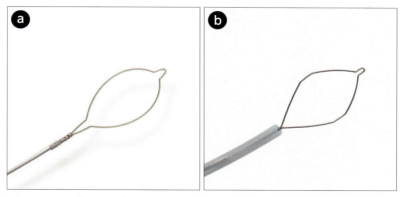

図11 CSP専用のスネア
a：Profile™ Polypectomy Snare（ボストン・サイエンティフィック・ジャパン社製）b：SnareMaster Plus（オリンパス社製）．いずれもHSPとしても使用可能である．

　当院ではHPにはバイポーラスネアをルーチンに用いている．ゼメックスバイポーラスネア B-Wave ならびに DRAGONARE™（ともにゼオンメディカル社）を使用している．スネアポリペクトミーだけでなくEMRにも頻用している．バイポーラスネアには，現在わが国で広く用いられているモノポーラスネアに比べていくつかのメリットがある．CSFと同じく対極板が不要であり，ペースメーカーを装着している患者でも安全に使用できる．バイポーラスネアではワイヤーとシース先端にそれぞれの電極が配されており，ワイヤー電極からシース電極に電流が流れる仕組みになっている．そのため焼灼が均一で組織傷害性が低く，バイポーラスネアはモノポーラスネアに比べて穿孔の危険性が低く，安全に病変を切除できる．一方，バイポーラスネアはモノポーラスネアよりも出血のリスクが高いことが危惧されているが，Sarayaらはバイポーラスネアによる後出血率は1.4％と低く，モノポーラスネアと同等と報告している[55]．筆者の施設のバイポーラスネアによるHSPの後出血率は0.79％，穿孔率は0.06％で[56]，Okaらによる全国集計におけるHSPの1.3％，0.17％よりも低い結果であった[4]．
　最近では，複数個のポリープを有する患者が多く，HPの適応病変，CPの適応病変が混在することが少なくない．すべての病変に対してHPで切除することは，治療時間が長くなり，後出血，穿孔などの偶発症の可能性が低いとは言え危惧される．そこで，筆者の施設では，病変に応じて同一のスネアでHSPとCSPを使い分ける機会が多くなっている．バイポーラスネア使用時には，CSPを試みて病変が最後まで切れないときは，対極板を患者に装着することなく少し通電することで簡単に切除可能である．1本のスネアを使用することでコスト面の削減にもつながる．さらに，外来での大腸精査で発見されたCPの適応病変は，その場で切除し，HPの適応病変は後日入院の上，内視鏡的切除を行うケースも多くなっている．
　複数個の小ポリープの切除が必要な場合はCFPとCSPのための2本の器具を用いることはコスト増となるためできるだけ1本で済ませたい．病変がすべて3mm前後とは限らないため，遺残リスクなども考慮して，多発ポリープの場合はCSP用スネアを用いるのがよいと考える．

## 参考文献

1) Wolff WI, Shinya H：Polypectomy via the fiberoptic colonoscope. Removal of neoplasms beyond reach of the sigmoidoscope. N Engl J Med 288：329-332, 1973
2) Deyhle P et al：A method for colonoscopic electroresection of sessile colonic polyps. Endoscopy 5：38-40, 1973
3) Williams CB：Diathermy-biopsy—a technique for the endoscopic management of small polyps. Endoscopy 5：215-218, 1973
4) Oka S et al：Current status in the occurrence of postoperative bleeding, perforation and residual/local recurrence during colonoscopic treatment in Japan. Dig Endosc 22：376-380, 2010
5) Ferlitsch M et al：Colorectal polypectomy and endoscopic mucosal resection（EMR）：European Society of Gastrointestinal Endoscopy（ESGE）Clinical Guideline. Endoscopy 49：270-297, 2017
6) Meeroff JC：Removal of colonic medium size sessile polyps without diathermy. Gastrointest Endosc 35：136, 1989
7) Tappero G et al：Cold snare excision of small colorectal polyps. Gastrointest Endosc 38：310-313, 1992
8) Repici A et al：Safety of cold polypectomy for＜10 mm polyps at colonoscopy：a prospective multicenter study. Endoscopy 44：27-31, 2012
9) Woods A et al：Eradication of diminutive polyps：a prospective evaluation of bipolar coagulation versus conventional biopsy removal. Gastrointest Endosc 35：536-540, 1989
10) Jung YS et al：Complete biopsy resection of diminutive polyps. Endoscopy 45：1024-1029, 2013
11) Efthymiou M et al：Biopsy forceps is inadequate for the resection of diminutive polyps. Endoscopy 43：312-316, 2011
12) Draganov PV et al：Randomized, controlled trial of standard, large-capacity versus jumbo biopsy forceps for polypectomy of small, sessile, colorectal polyps. Gastrointest Endosc 75：118-126, 2012
13) Uraoka T et al：Cold polypectomy techniques for diminutive polyps in the colorectum. Dig Endosc 26（Suppl 2）：S98-S103, 2014
14) 浦岡俊夫：内視鏡治療の種類と特徴　①cold forceps polypectomy. 内視鏡医のための大腸ポリープマネジメント（編：松田尚久, 堀田欣一）, p126-130, 日本メディカルセンター, 東京, 2015.
15) 日本消化器病学会（編）：大腸ポリープ診療ガイドライン 2014. 南江堂, 2014.
16) 田中信治ほか：大腸 ESD/EMR ガイドライン. Gastroenterol Endosc 56：1598-1617, 2014
17) Winawer SJ et al：Prevention of colorectal cancer by colonoscopic polypectomy. N Engl J Med 329：1977-1981, 1993
18) Zauber AG et al：Colonoscopic polypectomy and long-term prevention of colorectal-cancer deaths. N Engl J Med 366：687-696, 2012
19) 松田尚久ほか：Japan Polyp Study の結果からみたポリープ摘除後のサーベイランス. 内視鏡医のための大腸ポリープマネジメント（編：松田尚久, 堀田欣一）, p181-184, 日本メディカルセンター, 東京, 2015.
20) Atkin D, Best D, Briss PA, et al：Grading quality of evidence and strength of recommendations. BMJ 2004；328：1490-1494
21) Dumonceal JM, Hassen C, Riphaus A, at al：European Society of Gastrointestinal Endoscopy（ESGE）Guideline Development Policy. Endoscopy. 2012；44：626-629
22) 坂本直人ほか：10 mm 未満の小型ポリープに対する Cold polypectomy と Hot polypectomy の偶発症比較. INTESTINE 20：463-471, 2016
23) 堀内　朗ほか：抗血栓薬服用患者における Cold polypectomy の有用性と安全性. INTESTINE 20：473-477, 2016
24) Park SK et al：A prospective randomized comparative study of cold forceps polypectomy by using narrow-band imaging endoscopy versus cold snare polypectomy in patients with diminutive colorectal polyps. Gastrointest Endosc 83：527-532, 2016
25) Liu SI et al：Quality of polyp resection during colonoscopy：are we achieving polyp clearance? Dig Dis Sci 57：1786-1791, 2012

26) Ichise Y et al：Prospective randomized comparison of cold snare polypectomy and conventional polypectomy for small colorectal polyps. Digestion 84：78-81, 2011
27) Lee CK et al：Cold snare polypectomy vs. cold forceps polypectomy using double-biopsy technique for removal of dimunitive colorectal polyps：a prospective randomized study. Am J Gastroenterol 108：1593-1600, 2013
28) Hirose R et al：Histopathological analysis of cold snare polypectomy and its indication for colorectal polyps 10-14 mm in diameter. Dig Endosc 29：594-601, 2017
29) Kudo SE, Kashida H：Flat and depressed lesions of the colorectum. Clin Gastroenterol Hepatol 3（Suppl 1）：S33-S36, 2005
30) Horiuchi A et al：Prospective, randomized comparison of 2 methods of cold snare polypectomy for small colorectal polyps. Gastrointest Endosc 82：686-692, 2015
31) Kim JS et al：Cold snare polypectomy versus cold forceps polypectomy for diminutive and small colorectal polyps：a randomized controlled trial. Gastrointest Endosc 81：741-747, 2015
32) 池松宏朗ほか：10 mm 未満の小型ポリープに対するマネジメント―Japan Polyp Study データから．INTESTINE 20：457-462，2016
33) Yamada M et al：Investigating endoscopic features of sessile serrated adenomas/polyps by using narrow-band imaging with optical magnification. Gastrointest Endosc 82：108-117, 2015
34) 山田真善ほか：過形成性ポリープ（SSA/P 含む）は治療すべきか？ 内視鏡医のための大腸ポリープマネジメント（編：松田尚久，堀田欣一），p122-123．日本メディカルセンター，東京，2015
35) 大腸癌研究会（監訳）：大腸癌 NCCN ガイドライン日本語版「大腸癌スクリーニング」．2015 年第 1 版．file：///C：/Users/rnozaki/AppData/Local/Microsoft/Windows/INetCache/IE/1W9LO1BN/colorectal_screening.pdf.
https://www.tri-kobe.org/ncch/guideline/colorectal/japanese/colorectal_screening.pdf
36) Rex DK et al：Serrated lesions of the colorectum：review and recommendations from an expert panel. Am J Gastroenterol 107：1315-1329；quiz 1314, 1330, 2012
37) Schnett B, at al：Efficacy and safety of cold snare resection in preventive screening colonoscopy. Endosc Int Open 5：E580-E586, 2017
38) Luigiano C et al：Conservative management of a late rectal perforation following cold biopsy polypectomy. Endoscopy 44 Suppl 2 UCTN：E430, 2012
39) Horiuchi A et al：Removal of small colorectal polyps in anticoagulated patients：a prospective randomized comparison of cold snare and conventional polypectomy. Gastrointest Endosc 79：417-423, 2014
40) Raad D et al：Role of the cold biopsy technique in diminutive and small colonic polyp removal：a systematic review and meta-analysis. Gastrointest Endosc 83：508-515, 2016
41) Takeuchi Y et al：Feasibility of cold snare polypectomy in Japan：a pilot study. World J Gastrointest Endosc 25：71250-71256, 2015
42) Fujiya M, Sato H, Ueno N, et al：Efficacy and adverse events of cold vs hot polypectomy：A meta-analysis. World J Gastroenterol 2016；22：5436-5444
43) Horichi A, Nakayama Y：Prospective randomized comparison of cold snare polypectomy and conventional polypectomy. Gastrointest Endosc 2010；71：AB127
44) Paspatis GA, Tribonias G, Kongstantinidis K, et al：A prospective randomized comparison of cold vs hot snare polypectomy in the occurrence of postpolypectomy bleeding in small colonic polypes. Colorectal Dis 2011；13：e345-e348
45) Aslan F, Alper E, Vatansever S, et al：Cold snare polypectomy versus standard snare polypectomy in endoscopic treatment of small polyps. Gastrointest Endosc 2013；77：AB561
46) Gomez V, Krishna M, Cangemi JR, et al：Resection of diminutive colorectal polyps comparing hot snare, cold snare and cold forceps polypectomy. Results of a randomized, single center pilot study. Gastrointest Endosc 2014；79：AB540
47) Kawamura T, Takeuchi Y, Asai S, et al：A comparison of the resection rate for cold and hot snare pol-

ypectomy for 4-9mm colorectal polyps : a multicentre randomised controlled trial (CRESCENT study). Gut. 2017 pii : gutjnl-2017-314215. doi : 10.1136/gutjnl-2017-314215.[Epub ahead of print]
48) http://community.cochrane.org/tools/review-production-tools/revman-5/revman-5-download. Accessed Jan 28, 2018
49) 北山大祐ほか：大腸ポリープに対する Cold snare polypectomy の有用性と安全性についての検討．Gastroenterol Endosc 2016；58：2191-2016．
50) 藤本一眞ほか：抗血栓薬服用者に対する消化器内視鏡診療ガイドライン．Gastroenterol Endosc 2012；54：2027-2102
51) 加藤元嗣ほか：抗血栓薬服用者に対する消化器内視鏡診療ガイドライン直接経口抗凝固薬（DOAC）を含めた抗凝固薬に関する追補 2017．Gastroenterol Endosc 2017；59：1549-1558
52) 古田隆久ほか：消化器内視鏡関連の偶発症に関する第6回全国調査報告 2008 年～2012 年までの5年間．Gastroenterol Endosc. 2016；58：1466-1491
53) Parra-Blanco A, et al : Hemoclipping for postpolypectomy and postbiopsy colonic bleeding. Gasrtoinetst Endosc. 2000 ; 51 : 37-41
54) Jung YS et al : Comparative efficacy of cold polypectomy techniques for diminutive colorectal polyps : a systematic review and network meta-analysis. Surg Endosc Aug 15, 2017 doi : 10.1007/s00464-017-5786-4 [Epub ahead of print]
55) Saraya T et al : Evaluation of complications related to therapeutic colonoscopy using the bipolar snare. Surg Endosc 26 : 533-540, 2012
56) 野崎良一ほか：大腸内視鏡治療における偶発症対策．日本大腸検査学会誌 20：44-48, 2003

（文責：野崎　良一，星子　新理，中村　寧）

# 第3章 治療統計の中での大腸コールド・ポリペクトミー

> **MESSAGE**
>
> 著者らが所属する施設別に，専門病院，大学病院，クリニック別に大腸腫瘍に対する内視鏡治療におけるコールド・ポリペクトミー（CP）の実態を報告した．いずれの施設も内視鏡治療のハイボリュームセンターである．3施設とCP件数は増加傾向にあった．大きさ5mm以下の微小ポリープに対しても積極的にCPを行っていた．CPの適応は10mm未満までの病変としていた．CPの手技として，2施設はコールド・スネア・ポリペクトミー（CSP）のみ，1施設がCSPとコールド・フォーセプス・ポリペクトミー（CFP）を行っていた．CFPの適応は5mm以下の病変としていた．CFPにはJumbo鉗子を用いていた．遅発性穿孔は3施設で1例も発生しなかった．後出血はホット・ポリペクトミー（HP）に比べ有意に低かった．抗血栓薬服用者に対しても後出血の頻度はHPに比べ有意に低く，安全な手技と考えられた．

　大腸ポリープの約90％は大きさが10mm未満であり，その90％が5mm以下の微小ポリープ，6～9mmが10％と報告されている[1]．筆者の施設も同じような傾向にあり，ポリープの73.4％が5mm以下，6～9mmが16.0％であった（図1）．さらにその多くが低異型度腺腫であり，コールド・ポリペクトミー（cold polypectomy：CP）の適応となる病変は多いと推測される．

　大きさ4（～5）mm程度の小さいポリープまではコールド・フォーセプス・ポリペクトミー（cold forceps polypectomy：CFP），10mm未満のポリープはコールド・スネア・ポリペクトミー（cold snare polypectomy：CSP）の適応病変とする報告が多いことを前章第2章でも述べてきた．欧州消化器内視鏡学会（European Society of Gastrointestinal Endoscopy：ESGE）の「大腸ポリペクトミーと内視鏡的粘膜切除術（endoscopic mucosal resection：EMR）：ESGE臨床ガイドライン」では，広基性もしくは平坦型の表面型大腸腫瘍の大きさ9mmまでがCPの適応としている[2]．5mm以下の微小ポリープもCSPを推奨しており，CFPは2番目のオプションとしている．3mm以下でCSPが技術的に困難な部位でのみCFPを施行してもよいとしている．6～9mmはCSPで切除する．しかし，わが国ではCPに関するガイドラインはいまだ示されておらず[3]，各施行医および各施設の独自の適応基準で施行されているのが実状である．

　高度異型腺腫，癌［粘膜内癌（Tis），粘膜下層浸潤癌（T1）］をCPの適応としないことは，これまでの報告の多くで一致しており，コンセンサスを得ているといってよい．肉眼形態で平坦陥凹型病変も高度異型腺腫，癌の可能性が高く，適応病変としないこともコンセンサスが得られている．Ip型では3～4mmの微小ポリープはCFPの適応とするものもあるが，Ip型は茎内に血管が豊富で，出血のリスクが高いこと，通電しないCSPでは血管壁内に弾性線維があるため機械的に切断しにくいこと，などの理由から適応外としている場合が多い．

　近年，消化器病関連学会でCPが重要なテーマとして取り上げられる機会が多くなってきた．学会発表の多くは，大学病院，専門病院などのハイボリュームセンターからのものであり，一般

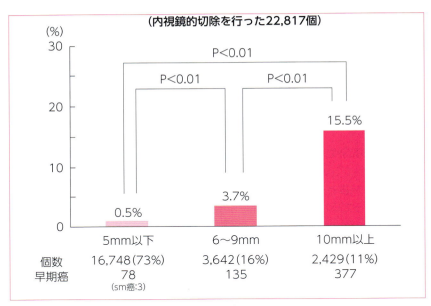

**図 1** 大腸ポリープの大きさ別個数と担癌率

(大腸肛門病センター高野病院，文献 8 から引用)

病院，クリニックのいわゆる実地医家からの報告は少ないのが現状である．ここ数年，CP は小ポリープの治療法として広く周知されるようになり，全国的に普及していると思われるが，全国の実態調査が行われていない状況下にあるためその実態は不明である．

　高周波発生装置による高周波電流を用いないという気軽さがあり，手技も比較的簡単で，手技時間がホット・ポリペクトミー（hot polypectomy：HP）よりも短く，しかも後出血などの偶発症の発生率が低いため，CP は実地医家である内視鏡医には受け入れやすい手技である．反面，HP に比べて CP は完全切除率が低く，遺残の可能性が高いことは周知されている．CFP であれ，CSP であれ，腫瘍を残さないように完全切除を心がけて治療に臨むことが肝要である．

　術前診断の重要性は序章で記述したが，同じくらい重要なことは，CP で切除された病変の断端を必ず詳細に観察し，内視鏡的に断端陰性を確認することである．遺残が疑われた場合は迷わず追加切除を行い，断端陰性を確実なものにして処置を終了する．今後，遺残・再発や後出血などの偶発症の頻度を全国レベルで把握して行くべきと考える．そのためには日本消化器内視鏡学会の事業として発足した多施設内視鏡データベースである Japan Endoscopy Database Project（JED-Project）の活用の推進が今後望まれる[4-7]．

　筆者らが所属する施設は大学病院，専門病院，クリニックであり，消化器内視鏡の診療形態はそれぞれ異なっている．いずれも内視鏡治療のハイボリュームセンターであるが，各施設の大腸腫瘍に対する内視鏡治療の実態を比較することは読者諸君に有益な情報をもたらすと考える．そこで以下の項で各施設における CP 臨床の実態を報告する．今後 CP が，安全，安心で患者に不利益となることなく大きな恩恵をもたらす治療法として確立していくことを期待したい．

**参考文献**

1) Rex DK：Narrow-band imaging without optical magnification for histologic analysis of colorectal polyps. Gastroenterology 136：1174-1181, 2009
2) Ferlitsch M et al：Colorectal polypectomy and endoscopic mucosal resection（EMR）：European Society of Gastrointestinal Endoscopy（ESGE）Clinical Guideline. Endoscopy 49：270-297, 2017
3) 日本消化器病学会（編）：大腸ポリープ診療ガイドライン 2014．南江堂，2014
4) 松田浩二ほか：Japan Endoscopy Database（JED）とは．臨牀消化器内科．2015；30：1358-1361．
5) 松田浩二ほか：日本消化器内視鏡学会のおける取り組み JED（Japan Endoscopy Database）Project の目的と展望．消化器内視鏡．2015；27：1877-1882．
6) 小田島慎也ほか：JED（Japan Endoscopy Database）Project 第一期トライアル実施報告書．Gastroeneterol Endosc．2017；59：91-101．
7) 松田浩二, 田中聖人：内視鏡検診のデータベースと Japan Endoscopy Database（JED）Project. 臨牀消化器内科．2017；32：1627-1632．
8) 野崎良一（編）：CT Colonography 実践ガイドブック．医学書院，2015

（文責：野崎　良一）

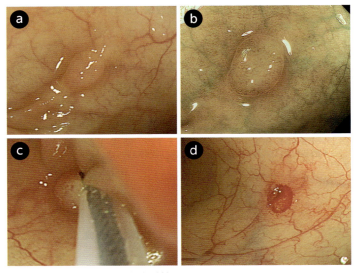

**図4 導入初期のCP治療手技**
a:S状結腸 大きさ3mm Ⅱa病変. b:NBI診断. 血管視認不良. c:CSP施行. d:切除後断端病変. 病変の辺縁ぎりぎりで切除になってしまった. そのため粘膜欠損が小さい.

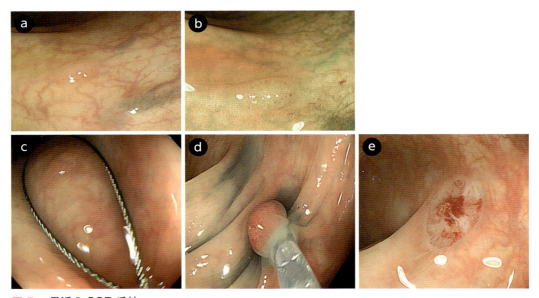

**図5 最近のCSP手技**
a:横行結腸 大きさ3mm Ⅱa病変. b:NBI診断. 血管視認不良. c:CSP施行. 周囲の粘膜まで含めて大きくスネアリングする. d:CSP施行. e:切除後断端. 周囲粘膜を含めて切除するため大きな粘膜欠損となっている. 一括完全切除ができた.

表4　偶発症

|  | CP群<br>(n=2,156) | HP群<br>(n=1,904) | P値 |
|---|---|---|---|
| 後出血 | 2（0.09%） | 29（1.5%） | P<0.0001 |
| 穿孔 | 0 | 0 |  |
| クリップ施行 | 315（15%） | 1,260（66%） | P=0.0461 |

表5　後出血症例

| CP群 | HP群 |
|---|---|
| 2病変　当日夜間 | 29病変　24時間　18病変（60%）<br>　　　　　2〜4日　11病変（40%） |
| クリップ（＋）0<br>クリップ（−）2病変（100%）<br>5mm以下　1病変<br>6mm以上　1病変 | クリップ（＋）14病変（46%）<br>　　　　（−）15病変（54%）<br>5mm以下　16病変（54%）<br>6mm以上　13病変（46%） |

　標本回収率においてCPで切除した標本は薄く，脆弱でねじれたりしており，医師，介助の技師ともに若干の慣れが必要である．切除直後に吸引回収しないと見失い，回収できなくなることが少なくない．見失った場合はその場で少量の水を送水し，吸引操作を行うことで回収できることが多い．

## 6）偶発症

　表4に偶発症を示す．穿孔は両群とも1例もなかった．後出血は諸家の報告と同じく，CP群2病変（0.09%），HP群29病変（1.5%）とHP群は有意に多かった（P<0.0001）．クリップ施行病変はCP導入初期ということもあり，CP群でも15%であったが，HP群は66%とCP群が有意に少なかった（P<0.0001）．

　後出血症例を表5に示す．CP群の2病変はいずれもクリップをしなかった病変で術当日の夜みられた．HP群は29病変に後出血を認めた．治療後24時間以内が18病変（60%），2〜4日目に11病変（40%）と，P群よりも後出血までの期間が長い病変が多かった．HP群でクリップした病変からの後出血率は，クリップをしなかった病変よりも有意に低かった（P=0.0461）．

　CP群からの後出血症例を図6に示す．抗血栓薬は服用していない症例である．CP後の後出血は低いといわれているが皆無ではない．CPは多くの医療機関で外来治療として施行される機会が多い．術前のインフォームド・コンセントに加えて，CPを受けた患者へは術後の生活指導，食事指導，緊急時の対応など説明すべきである．当院ではHP群は約1週間の術後の生活指導，食事指導を行うがCP群では3日間としている．

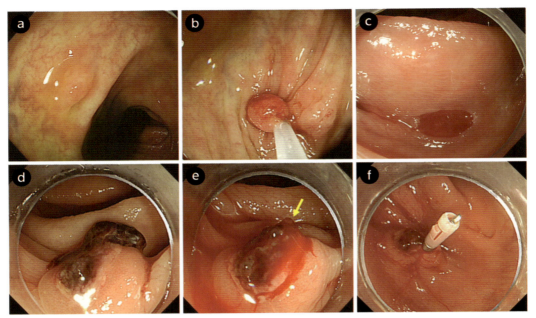

**図6** CP施行後の後出血症例
a：上行結腸．大きさ3mm，Ⅱa病変．b：CSP施行．c：切除断端．一括切除．断端からの出血は認めない．d：CSP当日夜間出血あり．切除断端に凝血塊付着．e：凝血塊を剥がすとoozingがあり．矢印が出血点．f：クリップ止血術を施行．

## 3. CSPとJumbo鉗子によるCFPの比較

　CP導入後安定した手技で治療ができるようになった時期（2015年4月〜9月の6カ月間）に，当院ではJumbo鉗子を使用したCFPを導入した．CSPとJumbo鉗子によるCFPの治療成績をretrospectiveに比較した．どちらの治療法を選択するかは施行医の判断とした．Jumbo鉗子による切除は図7のようにカップ内に病変全体が含まれていることを確認して施行する．

### 1）対象

　最大径9mm以下の1,063例1,874病変を対象とした．内訳はCSP群957例1,647病変，CFP群106例227病変である．

### 2）病変の特徴

　表6に両群の病変の特徴を示す．CFP群は5mm以下の微小ポリープが99%で，CSP群90%よりも有意に多かった（P<0.0001）．
　肉眼型ではCFP群が表面隆起型63%で，CSP群38%に比べて有意に多かった（P<0.0001）．
　またクリップ使用病変はCFP群1.7%，CSP群20%で，CFP群が有意に少なかった（P<0.0001）．

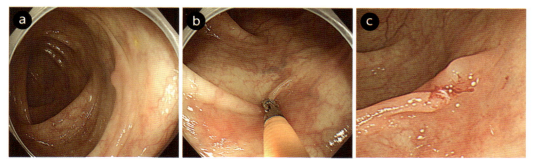

図7 CFPの手技
a：上行結腸．大きさ3mm Is病変．b：CFP施行．カップ内に病変全体が含まれていることを確認する．c：切除断端．一括切除．

表6 病変の特徴

|  | CFP群 (n=227) | CSP群 (n=1,647) |
| --- | --- | --- |
| 腫瘍径　～5mm | 225（99%） | 1,488（90%） |
| 6～9mm | 2（1%） | 159（10%） |
| 肉眼型　隆起型 | 83（37%） | 1,025（62%） |
| 表面隆起型 | 144（63%） | 622（38%） |
| 未回収 | 0（0%） | 42（2.5%） |
| クリップ | 4（1.7%） | 349（20%） |

## 3) 病理学的所見

表7に両群の病理所見を示す．CFP群，CSP群ともに癌は1病変もなかった．高度異型腺腫はCSP群2病変（0.1%）で，うち1病変は5mm以下だった．CFPは1病変もなかった．どちらも術前の病理診断は正しく行われていたことがうかがえる．

## 4) 完全切除率と未回収率

表8に完全切除率と回収率を示す．完全切除率はCFP群77%，CSP群87%で有意にCFP群が低かった（P＜0.0001）．

未回収率は，CFPは全病変回収できていたのに対して，CSP群では2.5%で有意差がみられた（P＝0.0071）．

なお，後出血は両群ともに1例も認めなかった．

これらの結果から，CFPは，
①治療手技，切除標本の回収が容易であり，治療時間の短縮が期待できる．
②病理学的に完全切除率がCSPよりも低い．

表7 病理学的所見

|  | CFP群<br>(n＝227) | CSP群<br>(n＝1,647) |
|---|---|---|
| 低異型度腺腫 | 192（85%） | 1,465（88.6%） |
| 高異型度腺腫<br>(5 mm 以下) | 0（0%）<br>(0症例) | 2（0.1%）<br>(1症例) |
| 癌 | 0 | 0（0%） |
| 鋸歯状腺腫 | 0（0%） | 5（0.3%） |
| 過形成性ポリープ | 35（15%） | 175（11%） |

表8 病理学的完全切除率，回収率

|  | CFP群<br>(n＝227) | CSP群<br>(n＝1,430) | P値 |
|---|---|---|---|
| 断端陰性 | 151（77%） | 1,242（87%） | P＜0.0001 |
| 断端不明瞭 | 43（23%） | 188（13%） |  |
| 未回収 | 0/227<br>(0%) | 42/1,647<br>(2.5%) | P＝0.0071 |
| 後出血 | 0/227<br>(0%) | 0/1,647<br>(0%) |  |

＊断端評価は過形成性ポリープ．未回収は除いて判定した．

③完全切除のためには，切除断端の確認時に遺残が疑われたり，一括切除ができなかった場合は切除手技を追加する（多くは1回の追加で十分）．
④適応病変は5 mm までとする．
以上にまとめることができる．

## 4. CP後の遺残・再発に関する検討

　CPは通電しないため組織的焼灼効果がなく，完全切除できない場合は，遺残・再発の可能性がある．切除後の不完全切除率に関する報告は多いが，遺残・再発に関する長期観察に関する報告はほとんどないのが現状である[1,2]．そのなかでHoriuchiらは単施設の少数例であるが，CSPはHSPに比べて遺残再発の程度に有意差がないことを報告している[2]．
　そこでCSP後経過観察が可能な病変における遺残再発を検討した．

### 1）対象

　対象は，CSPの施行部位の同定が確実にできる盲腸と下部直腸の168病変の中で，1～1.5年後

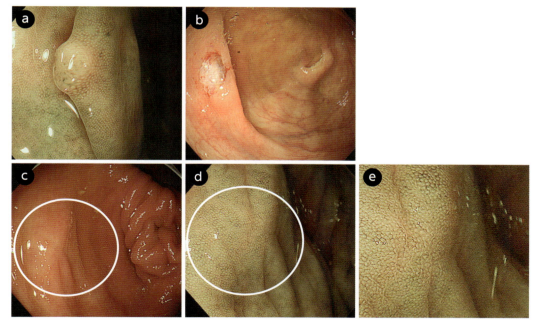

**図8　CSP後の経過観察症例**
a：盲腸．大きさ4mm Is病変（2014年10月）．b：CSP施行．内視鏡的には完全切除と判断したが，病理診断は断端不明だった．c：白色光観察．d：NBI観察．e：NBI拡大観察．切除1年3カ月後．瘢痕（○）になっており，遺残再発は認めない．

に経過観察の内視鏡検査を施行できた80病変である．

## 2）結果

80病変中1例（1.2％）に遺残再発を認めた．この病変は病理診断上，断端陰性で完全切除であった．CSPによる切除標本を病理診断別にみると，断端陰性（完全切除）61病変中1例（1.6％）に遺残を認めた．断端不明19病変からの遺残再発は認めなかった．

## 3）症例検討

図8にCSP後の経過観察症例を示す．CSPの病理診断で断端不明の病変を供覧する．内視鏡的には完全切除と判断したが，病理診断結果で断端不明．1年3カ月後の内視鏡検査では遺残は認めない．きれいな瘢痕となっている．

これに対して，遺残を認めた1病変は盲腸の7mmのIs型病変で，CSPによる切除標本の病理診断結果は断端陰性であった（図9）．1年3カ月後の内視鏡検査で切除部位に10mmのIIa病変，いわゆるLST-G（顆粒均一型）を認める．EMRで一括完全切除ができた．施行医はCSP施行時に内視鏡的に一括切除できたと判断したが，retrospectiveにみると切除部位の写真では12時方向に一部病変が残っているように思える．病理標本の作製次第では一部遺残していても断端

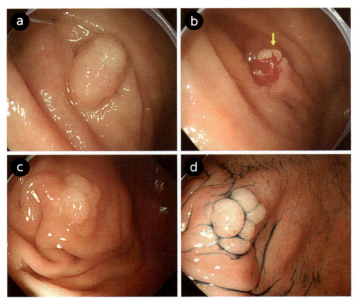

**図9 CSP後遺残再発を認めた症例**
a：盲腸の7mm Is病変．b：CSPによる切除標本の病理診断結果は断端陰性であった．矢印の部分が腫瘍が残っているように見える．c：1年3カ月後の内視鏡検査で，切除部位に10mmのⅡa病変，いわゆるLST-G（顆粒均一型）を認めた．d：インジゴカルミン撒布で，病変の形態と辺縁が明瞭になった．EMRで一括完全切除できた．

陰性と判断されることがあることに注意する必要がある．CSP後に病変をwater-jet機能などを用いてよく洗浄し，画像強調内視鏡等で断端をよく観察し，少しでも遺残の可能性がある場合は追加切除をすべきである．CSPの教訓的症例として提示した．

CPを施行するにあたっては，
①正確な術前診断を行い，内視鏡的に腺腫と診断する．
②切除後断端陰性を内視鏡的に確認する．
以上が重要である．

### 参考文献

1) Lee HS et al：Treatment outcomes and recurrence following standard cold forceps polypectomy for diminutive polyps. Surg Endosc 31：159-169, 2017
2) Horiuchi A et al：Comparison of newly found polyps after removal of small colorectal polyps with cold or hot snare polypectomy. Acta Gastroenterol Belg 78：406-410, 2015

（文責：野崎　良一，後藤　英世，中村　寧）

# ❷ 京都府立医科大学大学院 医学研究科　消化器内科学

## 1. 当院における大腸内視鏡検査の現状

> **→ POINT**
> - コールド・スネア・ポリペクトミー（CSP），EMR，ESDなどの内視鏡治療件数は年々増加している．特にCSPの増加が顕著である．
> - クリーンコロンを目指して大きさ5mm未満の良性ポリープにもCSPで積極的に切除に取り組んでいる．

　2012年以降の大腸内視鏡検査および治療の件数を提示する（図1）．総数は人口の高齢化，紹介患者の増加などの影響もあり，年々増加傾向である．最近（2016年9月～2017年8月）の1年間の大腸内視鏡検査件数は3,572件となっている．コールド・ポリペクトミー（cold polypectomy：CP）に関しては2014年4月に導入し，当院ではスネアを用いるコールド・スネア・ポリペクトミー（cold snare polypectomy：CSP）のみを行っており，鉗子を用いたコールド・フォーセプス・ポリペクトミー（cold forceps polypectomy：CFP）は行っていない．

　現在，日帰りCSP治療は1名の内視鏡指導医のみが主として行っている．一方，入院患者においては内視鏡経験5～30年のすべての内視鏡医が内視鏡的粘膜切除術（endoscopic mucosal resection：EMR）を行う際に小さいポリープがあれば適宜CSPを行っている（これらの症例は図1ではEMRとして集計）．手技的には経験年数にかかわらず問題なく施行できており，難易度は高くなく安全性は高いと思われる．図1に示すようにCSP件数は年々明らかに増加している．またEMRおよび内視鏡的粘膜下層剥離術（endoscopic submucosal dissection：ESD）も増加傾向にある．ESDに関しては2012年/120件，2013年/140件，2014～2017年までは年間約150件程度となっている．そしてCSPを本格的に導入しえた2014年9月以降はEMR，ESDの総数は微増に留まっている．この要因は以前であればEMRを行っていた病変の一部がCSPで治療できるようになったことが挙げられる．一方で以前であれば治療せず経過観察していた長径5mm未満のポリープに対してもCSPで治療しクリーンコロンを目指すようになったため，その件数は増加していると考えられる．

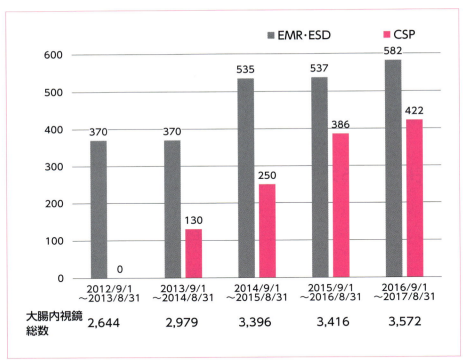

図1　EMR，ESDとCSPの件数の変遷

## CSPの治療成績

> **→ POINT**
> - CSPの適応決定には必ずNBIやBLI拡大観察を行っている．
> - CSPは抗血栓薬服用継続下でも施行可能と考え実践している．
> - 大きさ10 mm以上のポリープは担癌率および再発率が高いため一般的にはCSPは推奨できない．

　当院におけるCSPの適応は長径14 mm以下のポリープで，術前に狭帯域光観察（narrow band imaging：NBI），もしくはblue laser imaging（BLI）拡大観察を必ず併用し，良性（腺腫もしくはSSA/P）と診断しえた病変としている．10 mm以上のポリープに対しては，基本的に適応外だが悪性の可能性が全くない病変のみを対象として行っている．CSPは基本的には長径15 mmを超える径を有するスネアを用いて全例一括切除を試みる．しかしあまり切除片が大きいとスネアがスタックして切除できないため把持しすぎないようにし，切除後に遺残を認めた際や残存が疑われる際には再度スネアにて切除を行う分割切除としている．2016年6月までの1,006病変（357症例）の当院におけるCSPでは，使用スネアはDualoop（メディコスヒラタ），Exacto（US Endoscopy Group Inc. U.S.A.，日本では富士フイルムメディカル販売），もしくはCaptivator II（15 mm径：ボストン・サイエンティフィック社）を用いていた．なお抗血栓療法はすべて継続下で行っており，術中の出血に関しては2分以内に止血が得られない，もしくは得られる可能性が低い際に内視鏡的にクリッピングを行った．全1,006病変の平均腫瘍径は5.2±2.8 mm（2〜14

表1　当院のCSP治療成績

| ポリープの個数（患者数） | n=1,006（357） |
|---|---|
| ポリープの大きさ，mm，平均±標準偏差 | 5.2±2.8 |
| 部位：右側結腸/左側結腸/直腸，%（n） | 66.7/25.0/8.3（672/250/84） |
| 形態：隆起型/表面型，%（n） | 59.3/40.7（597/409） |
| 一括切除，%（n） | 98.8（994） |
| 抗血栓療法，%（n） | 15.2（153） |
| 後出血，%（n） | 0.1（1） |
| 穿孔，%（n） | 0（0） |
| 病理組織 | n=916 |
| 上皮内癌，%（n） | 1.4（13） |
| 高度異型腺腫，%（n） | 3.3（30） |
| 低異型度腺腫，%（n） | 78.6（720） |
| SSA/P（鋸歯状腺腫/ポリープ），%（n） | 3.1（28） |
| 過形成性ポリープ，%（n） | 13.6（125） |
| 断端（過形成性ポリープおよびSSA/Pを除く） | n=763 |
| 完全切除，%（n） | 72.1（550） |
| 不明，%（n） | 24.2（185） |
| 陽性，%（n） | 3.7（28） |

右側結腸：盲腸から横行結腸

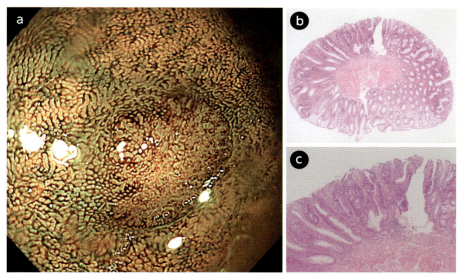

図2　良性と診断された長径3mmのCSPで切除されたTisの一例
　　　a：横行結腸に存在するⅡa，3mmの病変．NBI拡大でJNET Type 2Aと診断．
　　　b，c：腺腫内癌，水平断端，垂直断端ともに陰性．

mm），年齢は68.5±9.6歳（22〜84歳），病変部位は右側結腸が66.7%（672病変），左側結腸が25.0%（250病変），直腸が8.3%（84病変），肉眼型はpolypoidが59.3%（597病変），non-polypoidが40.7%（409病変）であった（表1）[1]．

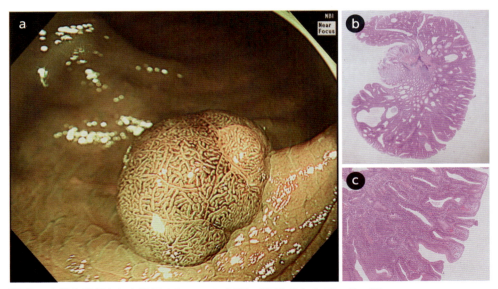

**図3 良性と診断された長径 10 mm の CSP で切除された Tis の一例**
　　a：Rb に存在する Isp，10 mm の病変であり NBI 拡大で JNET Type 2A と診断．
　　b，c：腺腫内癌，水平断端，垂直断端ともに陰性．

　治療成績は一括切除率 98.8%（994 病変），後出血率 0.1%（1 病変），穿孔率 0% であった．なお抗血栓薬は 15.2%（153 病変）に投与されていた．病理組織診断は 916 病変で可能であり，そのうち癌病変：1.4%（13 病変），高異型度腺腫：3.3%（30 病変），低異型度腺腫：78.6%（720 病変），SSA/P：3.1%（28 病変），過形成性ポリープ：13.6%（125 病変）であった．病理学的一括切除率は 72.1%（550 病変）に得られた．CSP 治療では癌病変が問題となるが 10 mm 以上ではその頻度は 5.0% であり，10 mm 未満の 0.9% に比して有意に高い（$P<0.001$）（図2，3）．この結果からも基本的には 10 mm 未満までの病変が CSP の適応であり，それ以上の病変は一般的には推奨されない．

### 参考文献

1) Hirose R et al：Histopathological analysis of cold snare polypectomy and its indication for colorectal polyps 10-14 mm in diameter. Dig Endosc 29：594-601, 2017

（文責：吉田　直久，村上　貴彬，廣瀬　亮平）

# ❸ 服部胃腸科

> **→ POINT**
> - 当院で内視鏡治療を行なったポリープは3,423例（9,012病変）で，コールド・スネア・ポリペクトミー（CSP）2,523例，ホット・スネア・ポリペクトミー（HSP）377例，内視鏡的粘膜切除術（EMR）523例で，76.1%がCSPであった．
> - 9,012病変のポリープの大きさは5 mm以下が6,316病変，6〜10 mmが1,948病変と10 mm未満で91.7%（8,264/9,012）を占めていた．
> - 後出血はCSP 0.7%（18/2,523），HSP 3.5%（13/377），EMR 6.3%（33/523）と有意差（$P<0.001$）にCSPが少なかった．
> - 切除後の組織回収率はCSPで95.3%（6,512/6,836），組織断端陰性は67.9%（4,644/6,836），断端評価不能32.1%（2,192/6,836），明らかな断端陽性例は認めなかった．

　10 mm未満のポリープに対して，電気的切開凝固波を使用しないコールド・ポリペクトミー（cold polypectomy：CP）が有効で，偶発症に関しても確実により安全であることから，われわれの施設でも2015年4月よりCPを導入している．CPにはコールド・フォーセプス・ポリペクトミー（cold forceps polypectomy：CFP）とコールド・スネア・ポリペクトミー（cold snare polypectomy：CSP）があるが，当院ではCPはすべてCSPで行っている．

　病変を認めた場合，まず腫瘍・非腫瘍の鑑別を行う．通常観察に加え，色素散布，狭帯域光観察（narrow band imaging：NBI）併用拡大観察を行い，腫瘍の場合に内視鏡治療適応と判断した場合，生検は行わずに内視鏡による治療を行っている．

　形態的にIpポリープ，またはpit patternが不整の場合は，大きさの有無にかかわらずCSPは行わず，ホット・スネア・ポリペクトミー（hot snare polypectomy：HSP）または内視鏡的粘膜切除術（endoscopic mucosal resection：EMR）を選択している．また当院では5 mm以下の病変でもCSPで行っており，CFP，ホット・バイオプシー（hot biopsy：HB）は行っていない．CSPのスネアはボストン・サイエンティフィック社のProfile™ 11 mm，Captivator™ Ⅱ 10 mmを使用している．

　表1に2年間の大腸ポリープに対する治療成績を示す．2年間で大腸内視鏡検査数は19,510件．内視鏡治療を行ったポリープは3,423例（9,012病変）であった．内訳はCSP 2,523例，HSP 377例，EMR 523例で76.1%がCSPであった．表1には示していないが9,012病変のポリープの大きさは5 mm以下6,316病変，6〜10 mmが1,989病変と，10 mm未満で92.1%（8,305/9,012）を占めていた．ポリープの90%が10 mm未満であることからも，治療は今後，CSPを中心に行われると考える．

　しかしCPは対象病変が小さいために，組織回収率および組織断端評価が問題点として挙げられる．当院での切除後の組織回収率はCSPで95.3%（6,512/6,836），HSPは97.3%（884/909），EMR 98.8%（1,252/1,267）で，CSPにおける組織断端陰性は67.9%（4,644/6,836），断端評価不能32.1%（2,192/6,836）であり，明らかな断端陽性例は認めなかった．Takeuchiら[1]の報告では

表1 NBIの種々のシステムおよびスコープにおけるポリープ視認性スコア

| 内視鏡医 | 器種 | Group 1 ELITE CF-HQ290 | P値 | Group 2 ELITE PCF-Q260AZI | P値 | Group 3 SPECTRUM PCF-Q260AZI | P値 |
|---|---|---|---|---|---|---|---|
| 全体 | WL<br>NBI | 2.75±0.98<br>3.14±0.87 | <0.0001 | 2.83±0.93<br>3.03±0.92 | 0.0006 | 3.05±0.92<br>2.75±1.06 | <0.0001 |
| エキスパート | WL<br>NBI | 2.80±0.98<br>3.24±0.86 | <0.0001 | 2.81±0.92<br>2.95±0.90 | 0.02 | 3.09±0.89<br>2.77±1.06 | <0.0001 |
| 非エキスパート | WL<br>NBI | 2.70±0.97<br>3.03±0.86 | <0.0001 | 2.95±0.93<br>3.11±0.92 | 0.0108 | 3.01±0.93<br>2.73±1.06 | <0.0001 |

WL：white light　白色光

い），1点＝悪い（見えない）として4段階で行った（図2）．結果はEliteシステムを用いた2つのグループでは有意にNBIのスコアが高値であったが，SpectrumシステムではNBIで有意に低い数値であった（表1）[17]．このことによりEliteシステムを用いたときのみポリープの視認性が向上することが証明された．そして同時期にEliteシステムとCF-HQ290の組み合わせで行われたわが国での多施設共同研究で，ポリープの発見数が白色光に比べて有意に増加することが証明されている[18]．

レーザー内視鏡によるblue laser imaging（BLI）やlinked color imaging（LCI）の腫瘍視認性向上についても検討がなされている．まずはレーザー内視鏡の原理を概説する．レーザー内視鏡ではBLI，BLI-brightおよびLCIの3つの特殊モードでの観察が可能であるが，用いられているレーザー光の波長は410 nmと450 nmであり，キセノン光を用いるNBIの415 nmと540 nmとは異なる（図3）[19]．BLI-brightにおいては，BLIに比べ明るい視野で腫瘍は茶色調となり，周囲の正常粘膜とのコントラストをより高め，その視認性を高める．われわれは動画を用いたstudyでBLI-brightにおいて白色光に比して，先ほど述べたポリープ視認性スコアが向上することを証明している[20]．さらに，多施設共同研究試験（研究責任者：国立がん研究センター　斎藤豊先生）においてポリープの発見数が白色光観察に比して向上することも報告されている[21]（表2）．

しかしながら，NBIもBLI-brightも前処置不良例においては残渣が赤くなり，観察しづらくなる（図4）．実は前処置不良例は大腸内視鏡検査全体の25％程度に及ぶとされる[22]．また管腔が広い状態ではこれらのモダリティーは視野がやや暗くなるため，観察にやや不都合な場合がある．そのような問題の解決しえるツールとしてLCIがあげられる．LCIは白色光以上に明るい視野を有しており，残渣も黄色調のままで視野のさまたげとならず，特にLSTについて視認性を向上させるという報告がある（図5）[23]．われわれも動画を用いた臨床研究でLCIが白色光よりポリープの視認性を向上させ，前処置不良例や右側大腸ではBLI-brightに比して視認性を向上させることを報告している（図6）[24]．そして中国における多施設共同研究によりLCIを用いることでADRが向上することが報告されている[25]．これらのエビデンスを踏まえて，われわれは白色光での観察を主として，一度観察した部位の見逃し防止のために（特に右側結腸において）NBIやBLI-bright，残渣が多ければLCIを用いて2回目の観察を行っている．

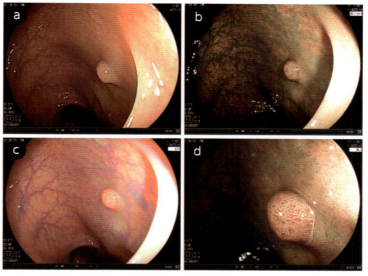

**図3　BLI-bright によるポリープの視認性の向上**

a：下行結腸の Is 3 mm の腺腫．b：BLI-bright でポリープは茶色調に強調される．c：LCI でポリープは赤色調に強調される．d：BLI 拡大にて整なパターンであり JNET2A と診断．CSP の良い適応．

**表2　多施設共同研究における BLI と白色光群におけるポリープの発見数**

|  | 白色光<br>(n＝474) | BLI-bright<br>(n＝489) | P 値 |
| --- | --- | --- | --- |
| 腺腫発見数 | 478 | 622 |  |
| 患者一人当たりの腺腫発見数 | 1.01±1.36 | 1.27±1.73 | 0.008 |
| ポリープ発見数 | 676 | 898 |  |
| 患者一人当たりのポリープ発見数 | 1.43±1.64 | 1.84±2.09 | 0.001 |
| 腺腫発見率　％ | 62.4 | 68.3 | 0.056 |

（文献21より引用）

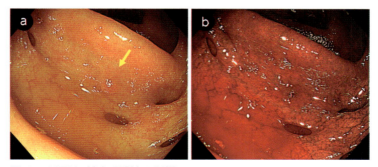

**図4　NBI に対する残液の影響**

a：白色光にて上行結腸の画面全体に残液があるが，中央に Is 2 mm 腺腫のポリープが視認できる．b：NBI にて残液は赤くなり，ポリープが視認しにくい．

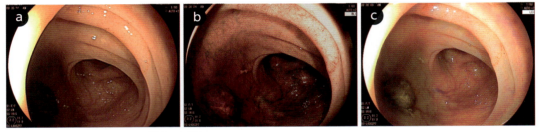

図5 BLI，LCIに対する残液の影響
　　a：残渣が目立つ横行結腸観察．長径20 mmの表面隆起型病変を画面上方に認める．b：BLIでは残渣が赤くなり目立ち．画面もやや暗くなり，やや観察に支障あり．c：LCIでは残渣は黄色調のままであり目立たず，明るい視野により画面上方のポリープも良好に視認しうる．

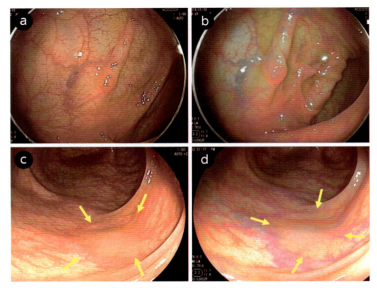

図6 LCIによるポリープの視認性の向上
　　a：上行結腸Ⅰs 2 mmの腺腫であり視認性はscore 2（やや悪い）．周囲にはやや残液を認める．b：LCIにて視認性はscore 4（非常に良い）．周囲の残液は黄色調のままであり観察の支障とならず．c：横行結腸Ⅱa 5 mmのSSA/Pであり視認性はscore 2（やや悪い）．d：LCIにて視認性はscore 3（やや良い）．

## 2. 大腸ポリープの診断

> **POINT**
> - 通常観察によるサイズ・悪性所見の評価を行うことが診断の基本となる．
> - JNET 分類は CSP の適応病変決定に有用である．
> - SSA/P は腺管や血管の拡張所見が診断に有用である．
> - CSP 切除後の検体は非常に脆弱であり取り扱いに注意する．
> - 当院の CSP 後の遺残再発は 1.8％であったが，今後多施設からの報告が待たれる．

　大腸ポリープの診断においては，腫瘍径，通常内視鏡所見，NBI および BLI による観察，pit pattern 所見など総合的に診断が重要である．特に CSP の適応としては学会などでも 10 mm 程度までの良性病変とされているが，その診断法について詳説する．

### 1) 腫瘍径と担癌率

　腺腫と癌の鑑別において重要な客観的所見の 1 つは腫瘍径である．大腸ポリープの大きさと担癌率について，既報では＜5 mm は 0.4％，5～9 mm では 3.4％，10～14 mm では 12％，15～19 mm では 20.7％，20～24 mm では 26.6％，25～29 mm では 32.1％であったとされる[26]．われわれも以前に EMR を行った 624 例の検討で，5～10 mm のポリープの担癌率は 4.4％，11～20 mm のポリープの担癌率は 17.5％と報告している[27]．担癌率を考慮すると 10 mm 程度までのポリープであれば担癌率は低く，腺腫の可能性が 95％以上であるため断端の確保が不確実となりうる CSP でもよいと考えられる．しかしながら，小さい腫瘍径でも癌病変は存在するため，確実な内視鏡診断のもとでの治療法の選択が望まれる．

### 2) 腺腫と癌の鑑別　通常内視鏡観察

　大腸病変の腺腫と癌の鑑別においては，通常内視鏡観察が最も重要である．すなわち，通常内視鏡で癌を疑う病変を拾いあげることができなければ，その後の拡大精査もできず，結局癌が CSP で治療されることとなる．その結果，十分な断端が確保されなかったり，分割切除となったり，または粘膜下層浸潤癌（T1 癌）を切除したりという問題が生じうる．ここでは通常内視鏡観察において癌を疑う所見を列記する．既報において表面の凹凸不整，結節の有無，陥凹，辺縁不整が有意に癌病変で頻度が高いと報告されている（図 7）[28]．さらに粘膜下層深部浸潤した T1b 癌を考慮する所見でもある緊満感，表面の崩れ，ひだ集中像，陥凹内隆起，潰瘍なども腺腫と癌を鑑別する上では重要な所見となる[29]．しかしながら，通常内視鏡診断だけでは腺腫と癌の鑑別が難しい病変も少なからず存在し，そのような病変には pit pattern 観察や NBI・BLI 拡大観察の併用が必須である．

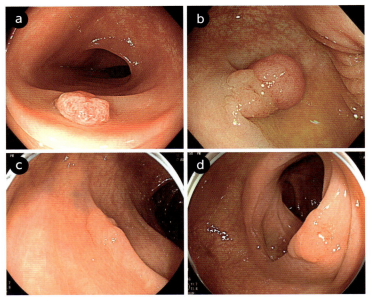

図7 通常内視鏡観察において癌を疑う所見
a：凹凸不整．b：赤色調の強い結節．c：陥凹．d：辺縁不整．

### 3) Pit pattern 診断

　Pit pattern 分類は病理組織とよく相関しており，大腸ポリープの診断において世界中で広く用いられている[30]．癌の指標はV型 pit pattern であり，不整の程度に応じて$V_I$軽度不整，$V_I$高度不整，および$V_N$型の3つに分類される．深達度とも関連しており，概して$V_I$軽度不整は粘膜内癌，$V_I$高度不整は半数程度がT1b癌，$V_N$はほぼT1b癌に合致する（図8）[31]．インジゴカルミン散布拡大でV型の診断は可能であるが，軽度不整や高度不整をより精密に鑑別するにはクリスタルバイオレット染色が必要となる．一方で管状のⅢ$_L$型 pit，小型円形のⅢs型 pit，樹枝状のⅣ型 pit は腺腫を示すことが多い．ただしⅣ型はわれわれの検討では半数弱が高異型度腺腫や粘膜内癌であり，注意が必要である．CSPの適応は良性のパターンであるⅢ$_L$，Ⅲs病変およびⅣ型を示す一部の病変となるが，どのパターンにおいても粘膜内癌は少々含まれるため，白色光観察や後述するNBIやBLIなどの所見も加味した総合的な診断が重要である．

### 4) NBI・BLI 診断

　大腸ポリープのNBI診断においては2015年に日本におけるNBI統一分類であるJNET分類が発表されており，CSPの適応病変の決定に大変有用である[32]．Surface pattern および vessel pattern の所見を合わせて総合的に診断することが基本であり，癌を示す不整所見（Type 2B）は，vessel pattern では口径不同や太い血管，無血管野，血管の不均一分布であり，surface pattern では，いわゆる$V_I$ pit 様の不整形の所見，もしくは無構造所見とされる．逆に，口径不同のない血管や均一な分布を示す整な vessel pattern や，樹枝状，管状，乳頭状などを示す整な surface

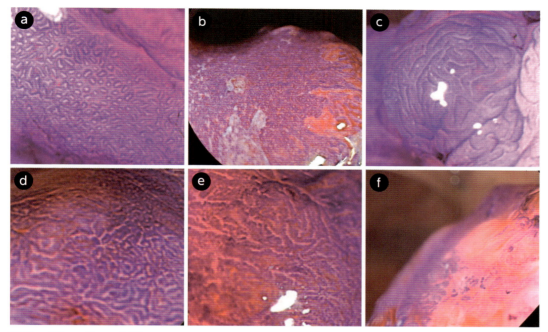

図8 Pit pattern 分類
a：III$_L$. b：III$_S$. c：IV. d：V$_I$軽度不整. e：V$_I$高度不整. f：V$_N$.

pattern は腺腫の指標となる（図9）[33]．また BLI についても NBI 分類を用いて問題ないことをわれわれは以前に報告しており，JNET 分類を用いた診断が可能である（図10）[19]．

## 5) SSA/P の診断

大腸癌の発育経路としては adenoma-carcinoma sequence が 80％程度を占めるとされるため前癌病変である腺腫を切除することが癌の発生予防となる．残りの10～20％は serrated pathway という別な経路での発癌が考えられており，sessile serrated adenoma and polyp（SSA/P）はその前癌病変と考えられ昨今治療を行うことが普及しつつある[34]．SSA/P は基本的に褪色調を呈しており，その表面に粘液が付着していることにより発見されることが多い．拡大観察ではインジゴカルミンでは開II型とされる拡張した腺管が認められる[35]．また NBI，BLI では拡張した腺管による surface pattern における黒色調のドット所見や vessel pattern における腺管を取り囲まない拡張血管などが特徴所見として挙げられる（図11，12）[36]．また腫瘍性病変の合併も時にあるため JNET における不整所見（Type 2B）を伴っていないかの確認は随時必要である．

## 6) 症例背景からみた適応

CSP は病変に対する適応としてはおおむね前述のとおりで，長径 10 mm 程度までの良性病変が適応となる．一方で症例背景から見た適応も重要である．すなわち抗血小板薬や抗凝固薬など

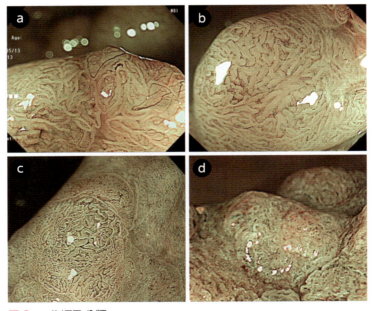

図9 JNET 分類
a：Type 2A（villous）：整．b：Type 2A（tubular）：整．c：Type 2B：不整．d：Type 3：破壊．

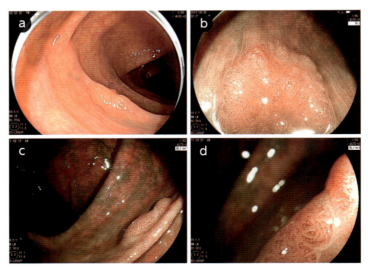

図10 BLI による JNET 診断
a：横行結腸のⅡa 10 mm で陥凹を有する病変．b：BLI 拡大にて不整を示し JNET type 2B であり CSP は施行せず．EMR を行い高異型度腺腫であった．c：横行結腸のⅡa 10 mm の表面にくびれを有する病変．BLI 遠景観察で不整所見はない．d：BLI 拡大でも整な所見であり JNET type 2A と診断．CSP を施行し低異型度腺腫であった．

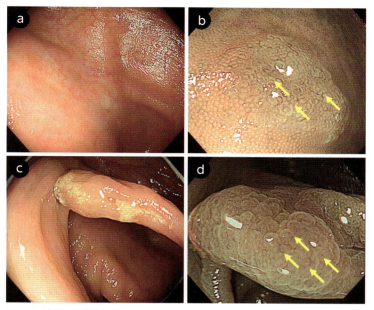

図11 盲腸のSSA/P
a：盲腸のⅡa 6 mmの褪色調病変．b：NBI拡大にて拡張血管を認めSSA/Pと診断しCSPを施行．病理結果はSSA/Pであった．c：上行結腸のⅡa 10 mmの褪色調病変であり表面に粘液が付着．d：洗浄後のNBI拡大にて拡張腺管を認め，SSA/Pと診断しCSPを施行．病理結果はSSA/Pであった．

の抗血栓療法例に対する対応だが，CSPについては比較的新しい治療であることからガイドラインに記されていない．しかしながらCSP後の出血に対する画期的な研究が報告されており，ワーファリン内服患者においてその継続下に，CSPおよび従来のポリペクトミーを行った研究である[37]．結果はポリペクトミー群では後出血が14％（5/35）であったのに対してCSP群では0％（5/35，P＝0.027）であったとされている．この結果をもとに当院でも抗血栓薬続行下でCSPを行っており，CSP直後の出血の状態により適宜内視鏡的クリッピングを行っている．そして1,006病変（抗血栓療法153病変を含む）について後出血はわずか1病変（0.1％）に認めたのみである[38]．その1例はワーファリン内服中の透析例であったが，複数の出血リスクを有する症例では慎重な対応が必要である．

## 7）CSPの検体の扱いと病理診断

　CSP切除後の検体については熱凝固が加わっておらず非常に脆弱である（図13）．吸引による回収時は検体がバラバラとなることも少なからず経験され，その際は断端の評価は困難となる．また固定後にパラフィン包埋する際も切離面の同定がやや難しく，適切な切片を作成できないこともある．そのような点からも良性病変のみがCSPの適応となる．
　病理的な検討については慎重な対応が必要である．CSPはEMRより浅い層での切除となる．すなわち粘膜筋板の直上もしくは直下で病変が鈍的に切離される．われわれの検討では30％は筋

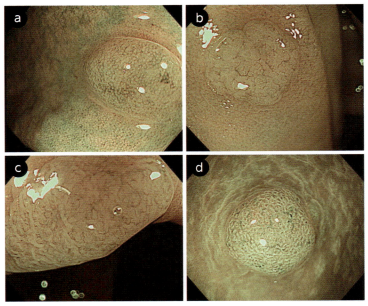

**図12 過形成性ポリープのNBI・BLI拡大所見**
a：血管は淡く遠景のsurface patternを示す典型的な過形成性ポリープの所見．b：細い血管をわずかに認め，不鮮明なsurface patternを示す典型的な過形成性ポリープの所見．c：やや太めの血管およびⅣ型様のpit patternを呈する過形成性ポリープ．腫瘍性血管と比べやや淡い所見であることおよび直腸に存在することより過形成性ポリープと診断．d：拡張した腺管および血管を認めるが，直腸に存在することより過形成性ポリープと診断．

板が採取されない（図14）[38]．そのため粘膜内癌であっても深部断端が陽性という結果となる可能性が考えられるため，CSPでは良性病変が絶対的な適応と考えられる．

## 8）10 mm以上の病変や悪性を示す病変へのCSP

　病変径が密接にかかわっており，10 mmを超えるような病変においては断端陽性となることが多い（表4）．そのため10 mm以上の病変をCSPで切除する際にはより厳格な診断を行い，施行が必要である．また平坦型やSSA/Pで断端陽性の頻度が高い．われわれの施設においては治療中および後にNBIやBLIモードで辺縁を確認しながらの手技を行っている（図15）．
　またT1癌所見を示す病変においては診断的なCSPは禁忌である（図16）[39]．前述のように筋板が採取できなかったり病理的な評価が不十分になる可能性がある．またNBI拡大にて悪性を示す病変はT1癌であることが否定しえないため腫瘍径が小さくても治療は控えるべきである．

## 9）CSP後の遺残・再発

　再発についてはこれまでまとまった報告はないが，当院でパイロット的な検討を行っている．

表3 病変サイズ別のCSP治療成績

|  | 10 mm 以上群 | 10 mm 未満群 | P 値 |
|---|---|---|---|
| ポリープの個数 | 125 | 881 |  |
| ポリープの大きさ，mm，平均±標準偏差 | 10.7±1.6 | 4.4±1.9 |  |
| 部位：右側結腸/左側結腸/直腸，％ (n) | 67.2/21.6/11.2 (84/27/14) | 66.7/25.4/7.9 (588/223/70) | 0.783 |
| 形態：隆起型/表面型，％ (n) | 42.2/57.6 (53/72) | 61.7/38.3 (554/337) | <0.001 |
| 後出血，％ (n) | 0.8 (1) | 0.0 (0) | 0.124 |
| 一括切除，％ (n) | 92.0 (115) | 99.8 (879) | <0.001 |
| 病理組織 | n=120 | n=797 |  |
| 上皮内癌，％ (n) | 5.0 (6) | 0.9 (7) | <0.001 |
| 高異型度腺腫，％ (n) | 9.2 (11) | 2.5 (20) | <0.001 |
| 低異型度腺腫，％ (n) | 68.3 (82) | 80.1 (638) | 0.004 |
| SSA/P（鋸歯状腺腫/ポリープ），％ (n) | 5.8 (7) | 2.5 (20) | 0.045 |
| 過形成性ポリープ，％ (n) | 11.7 (14) | 14.0 (112) | 0.479 |
| 断端（過形成性ポリープおよびSSA/Pを除く） | n=99 | n=665 |  |
| 陰性，％ (n) | 61.6 (61) | 73.5 (489) | 0.016 |
| 陽性/不明，％ (n) | 38.4 (38) | 26.5 (176) | 0.016 |

右側結腸：盲腸から横行結腸，Left-sided：from the descending colon to the sigmoid colon, Tis：intramucosal cancer, HGA：high grade adenoma, LGA：low grade adenoma, SSA/P：sessile serrated adenoma/polyp, HP：Hyperplastic polyp.

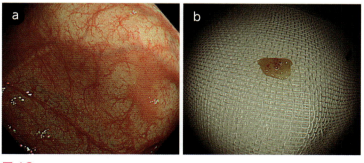

図13

a：上行結腸のⅡa 4mmの腺腫．b：CSP切除検体．熱凝固がなく切離面の同定もやや困難．

2014年4月〜2015年8月に当院においてCSPを施行した大腸ポリープ（過形成性ポリープを除く）のうち，治療4カ月以上後に内視鏡でfollow upしえた531病変（215症例）を解析した．なお遺残再発の定義はフォローアップの内視鏡検査で明らかに治療時と同一部位の瘢痕上に病変が存在することとした（図17）．なお本件研究におけるCSPの適応は長径14 mm以下で拡大内視鏡にて良性と診断しえた腺腫もしくはSSA/P病変とした．全531病変の平均腫瘍径は5.3±2.8

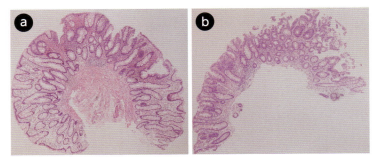

**図14 CSPによる切除標本**
a：粘膜筋板を切離しえたCSP検体　b：粘膜筋板を切離できなかったCSP検体

**表4 CSP断端陽性例の特徴**

|  | 陰性群 | 陽性・不明瞭群 | P値 |
|---|---|---|---|
| ポリープの個数，n，(%) | 558（70.5） | 233（29.5） |  |
| ポリープの大きさ，mm，平均±標準偏差 | 5.1±2.6 | 6.1±3.2 | <0.001 |
| ポリープの比率≧10 mm，%（n） | 11.3（63） | 18.0（42） | 0.015 |
| 右側結腸の比率，%（n） | 66.8（373） | 67.8（158） | 0.804 |
| 表面型病変の比率，%（n） | 34.8（194） | 48.1（112） | <0.001 |
| SSA/Pの比率，%（n） | 1.4（8） | 8.6（20） | <0.001 |

右側結腸：盲腸から横行結腸．

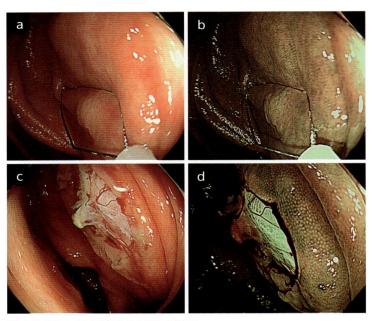

**図15 SSA/P切除時のNBIの活用**
a：長径8 mmのSSA/Pの切除．白色光では断端の確認がやや困難．
b：NBIでは確実な断端の確認が可能．c：切除後潰瘍．白色光では遺残の有無がやや判断しづらい．d：NBI拡大で確実な遺残の有無の確認が可能．

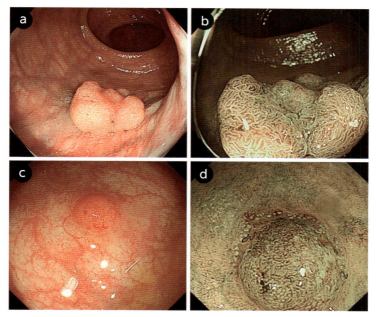

**図 16 CSP 対応外病変（T1b 癌）**

a：症例は 80 歳代女性．直腸 Rb に長径 10 mm 程度の病変．表面に陥凹を有する．b：NBI 拡大観察では中央発赤部は vessel pattern は疎血管領域および surface pattern は無構造領域を呈し JNET Type 3 であった．後日診断的な ESD を行い T1b（4500 m）であった．c：症例は 60 歳代男性．直腸 RS に長径 4 mm の発赤調の病変．d：NBI 拡大にて不整な所見であり，JNET type 2b と診断．他の癌もあったため CSP を行ったが T1b 癌であり断端陽性となった．後日追加治療を行っている．

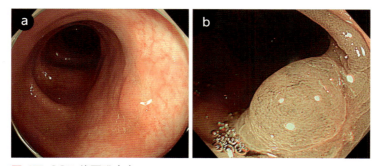

**図 17 CSP 後再発病変**

a：横行結腸の SSA/P 治療 12 カ月後．CSP 後 scar に接して扁平隆起を認める．b：NBI 拡大にて拡張腺管および血管を認め SSA/P の再発と診断．再度の CSP にて切除．その 12 カ月後の内視鏡で再発はなし．

mm（2〜14 mm）であり，CSP 後の平均観察期間 13.0±4.1 カ月（4〜30 カ月）において，遺残再発を認めたのは 1.8％（腺腫 8 病変，SSA/P2 病変）であった．今後再発について多施設からのエビデンスの集積が待たれる．

## まとめ

　CSP における適応，診断，治療，病理評価について解説した．ぜひ明日からの臨床に生かして確実な CSP を行ってほしい．一方で CSP は比較的新しい手技であり長期的な経過も含めて今後さらなるエビデンスの蓄積が望まれる．

### 参考文献

1) Zauber AG et al：Colonoscopic polypectomy and long-term prevention of colorectal-cancer deaths. N Engl J Med 366：687-696, 2012
2) Nishihara R et al：Long-term colorectal-cancer incidence and mortality after lower endoscopy. N Engl J Med 369：1095-1105, 2013
3) Lieberman DA et al：Guidelines for colonoscopy surveillance after screening and polypectomy：a consensus update by the US Multi-Society Task Force on Colorectal Cancer. Gastroenterology 143：844-857, 2012
4) Tanaka S et al：Evidence-based clinical practice guidelines for management of colorectal polyps. J Gastroenterol 50：252-260, 2015
5) 松田尚久ほか：大腸癌の予防　内視鏡による大腸癌の予防と早期診断（解説/特集）．日消誌 113：1176-1185, 2016
6) Corley DA et al：Adenoma detection rate and risk of colorectal cancer and death. N Engl J Med 370：1298-1306, 2014
7) Meester RG et al：Variation in adenoma detection rate and the lifetime benefits and cost of colorectal cancer screening：a microsimulation model. JAMA 313：2349-2358, 2015
8) Su MY et al：Comparative study of conventional colonoscopy, chromoendoscopy, and narrow-band imaging systems in differential diagnosis of neoplastic and nonneoplastic colonic polyps. Am J Gastroenterol 101：2711-2716, 2006
9) Brown SR, Baraza W：Chromoscopy versus conventional endoscopy for the detection of polyps in the colon and rectum. Cocharane Database Syst Rev CD006439, 2010
10) Uraoka T et al：Feasibility of a novel colonoscope with extra-wide angle of view：a clinical study. Endoscopy 47：444-448, 2015
11) Matsuda T et al：Does autofluorescence imaging videoendoscopy system improve the colonoscopic polyp detection rate?—a pilot study. Am J Gastroenterol 103：1926-1932, 2008
12) Takeuchi Y et al：Autofluorescence imaging with a transparent hood for detection of colorectal neoplasms：a prospective, randomized trial. Gastrointest Endosc 72：1006-1013, 2010
13) Desai M et al：Impact of cap-assisted colonoscopy on detection of proximal colon adenomas：systematic review and meta-analysis. Gastrointest Endosc 86：274-281, 2017
14) Harada Y et al：Impact of a transparent hood on the performance of total colonoscopy：a randomized controlled trial. Gastrointest Endosc 69：637-644, 2009
15) Adler A et al：Narrow-band versus white-light high definition television endoscopic imaging for screening colonoscopy：a prospective randomized trial. Gastroenterology 136：410-416, 2009
16) Rex DK, Helbig C：High yields of small and flat adenomas with high-definition colonoscopes using either

white light or narrow band imaging. Gastroenterology 133：42-47, 2007
17) Ogiso K et al：New generation narrow band imaging improves visibility of polyps：a colonoscopy video evaluation study. J Gastroenterol 51：883-890, 2016
18) Horimatsu T et al：Next-generation narrow band imaging system for colonic polyp detection：a prospective multicenter randomized trial. Int J Colorectal Dis 30：947-954, 2015
19) Yoshida N et al：The ability of a novel blue laser imaging system for the diagnosis of invasion depth of colorectal neoplasms. J Gastroenterol 49：73-80, 2014
20) Yoshida N et al：Improvement in the visibility of colorectal polyps using blue laser imaging. Gastrointest Endosc 82：542-549, 2015
21) Ikematsu H et al：Detectability of colorectal neoplastic lesions using a novel endoscopic system with blue laser imaging：a multicenter randomized controlled trial. Gastrointest Endosc 86：386-394, 2017
22) Harewood GC et al：Impact of colonoscopy preparation quality on detection of suspected colonic neoplasia. Gastrointest Endosc 58：76-79, 2003
23) Suzuki T et al：Linked-color imaging improves endoscopic visibility of colorectal nongranular flat lesions. Gastrointest Endosc 86：692-697, 2017
24) Yoshida N et al：Linked color imaging improves the visibility of various-featured colorectal polyps in endoscopist's visibility and color difference value. Int J Colorectal Dis ［Epub ahead of print］
25) Min M et al：Comparison of linked color imaging and white-light colonoscopy for detection of colorectal polyps：a multicenter, randomized, crossover trial. Gastrointest Endosc 86：724-730, 2017
26) 山野泰穂ほか：大腸腫瘍性病変の臨床病理学的特性からみた内視鏡治療の適応と実際—スネアEMRの観点から．胃と腸 42：1053-1059, 2007
27) Yoshida N et al：Multicenter study of endoscopic mucosal resection using 0.13% hyaluronic acid solution of colorectal polyps less than 20 mm in size. Int J Colorectal Dis 28：985-991, 2013
28) 佐ता美和, 小林清典：腫瘍の良悪の鑑別. 症例で身につける消化器内視鏡シリーズ 大腸腫瘍診断 改訂版（編：田中信治），p85-91, 羊土社, 2014
29) 河野弘志ほか．腫瘍性疾患の診断．消内視鏡 19：443-449, 2007
30) Kudo S et al：A colorectal tumours and pit pattern. J Clin Pathol 47：880-885, 1994
31) 吉田直久ほか：治療に直結する大腸腫瘍診断のストラテジーテーマ：総論 5 mm以下のポリープの取り扱いを含めて．消内視鏡 25 1116-1127, 2013
32) Sano Y et al：Narrow-band imaging（NBI）magnifying endoscopic classification of colorectal tumors proposed by the Japan NBI Expert Team. Dig Endosc 28：526-533, 2016
33) 吉田直久ほか．早期癌の深達度診断 IEE 拡大観察（NBI・BLI）．消内視鏡 28：1482-1488, 2016
34) Abdeljawad K et al：Sessile serrated polyp prevalence determined by a colonoscopist with a high lesion detection rate and an experienced pathologist. Gastrointest Endosc 81：517-524, 2015
35) Tanaka Y et al：Endoscopic and molecular characterization of colorectal sessile serrated adenoma/polyps with cytological dysplasia. Gastrointest Endosc 86：1131-1138, 2017
36) Yamashina T et al：Diagnostic features of sessile serrated adenoma/polyps on magnifying narrow band imaging：a prospective study of diagnostic accuracy. J Gastroenterol Hepatol 30：117-123, 2015
37) Horiuchi A et al：Removal of small colorectal polyps in anticoagulated patients：a prospective randomized comparison of cold snare and conventional polypectomy. Gastrointest Endosc 79：417-423, 2014
38) Hirose R et al：Histopathological analysis of cold snare polypectomy and its indication for colorectal polyps 10-14 mm in diameter. Dig Endosc 29：594-601, 2017
39) Yoshida N et al：A diminutive T1 cancer 4 mm in size resected by cold snare polypectomy. Case Rep Gastroenterol 12：27-31, 2018

（吉田直久, 小木曽　聖, 稲田　裕）

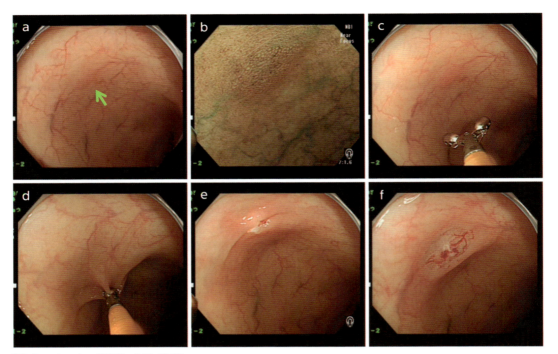

**図1　Jumbo 鉗子による CFP**
　　a：横行結腸　大きさ 4 mm　Ⅱa 病変．（矢印）
　　b：NBI 拡大観察．JNET 分類 Type 2A．
　　c：ポリープに合わせて鉗子を開く．全開にはしないで半分以上開いた状態で鉗子先端の角度を調整し，病変全体を鉗子のカップ内に包み込むにする．
　　d：通常の生検の要領で機械的に切除する．
　　e：切除直後．病変は完全に切除されている．
　　f：切除断端部にピンポイントに送水することで，粘膜下に水が注入され，局注と同じように粘膜下膨隆を形成されている．

（Radial Jaw TM 4, Jumbo Capacity, ボストン・サイエンティフィック社）を使用することが望ましい[3-5]．カップ容量の大きさは従来の生検鉗子に比べて圧倒的に大きく，微小ポリープの一括完全切除を可能にしている．

## Ⅰ．Jumbo 鉗子を用いた CFP の手技の実際（図1）

❶病変を発見したら，白色光による通常観察，狭帯域光観察（narrow band imaging：NBI）などによる画像強調観察，必要に応じてインジゴカルミン散布による色素内視鏡を併用して内視鏡診断を行う．低異型度腺腫と判断したものが CFP の適応病変となる．高度異型腺腫，癌が疑われる場合はホット・ポリペクトミー（hot polypectomy：HP）の適応である．

❷ポリープに合わせて鉗子を開く．全開にはしないで半分以上開いた状態で鉗子先端の角度を調整し，病変全体を鉗子のカップ内に包み込む（取り込む）ように把持する．Jumbo 鉗子の枝の部分は構造上縦軸方向に長く，ダンベル状の粘膜欠損となり，病変の取り残しすなわち遺残の原因となることがあるため，全開で押しつけ過ぎないようにすることが一括完全切除のコツである．

❸病変全体がカップ内に収まっていることを確認する．一部カップ内に取り込まれていない場合

はやり直す．
❹病変が完全にカップ内に取り込まれていることが確認できれば，さらにハンドルを把持しカップを強く締めこむと切除面の辺縁がシャープになる．
❺通常の生検の要領で機械的に切除する．
❻切除直後は，切除部位から出血（多くは少量の oozing）を認めることが多い．洗浄には内視鏡の water-jet 機能による送水が有用である．さらに切除断端部にピンポイントに送水することで，粘膜下に水が注入され，局注と同じように粘膜下膨隆を形成することができる．これは圧迫止血に効果的である．筆者らの施設では自作式の自動送水装置を使用しており，水量の調節が可能で重宝している．
❼切除部，特に粘膜欠損部周囲を，通常観察や NBI などによる拡大画像強調観察により病変の取り残しがないことを十分に確認する．取り残しの恐れがある場合は，Jumbo 鉗子で切除を追加する．このときも，その病変に合わせてカップを開き，ピンポイントで切除することが重要である．
❽切除面からの oozing による小出血は 1〜2 分ほどで止血することが多く，完全な止血まで確認しなくても自然止血が期待される．しかし，出血量が予想以上に多く後出血が心配される場合は，躊躇することなくクリップによる止血を行ってもよい．筆者も頻度は低いが CFP であってもクリップをする機会がある．多くは 1 本のクリッピングで済んでいる．

## 2）CSP

　CSP に用いるスネアには，CSP 専用のスネアと，CSP とホット・スネア・ポリペクトミー（hot snare polypectomy：HSP）を兼用可能なものが市販されている．いずれもディスポーザブルで，簡便で操作性に優れ，切れ味がよい．ワイヤーの硬さ，太さ，形状など様々な種類があるため，どのスネアを用いるかは施行医の嗜好で決めて構わない．筆者らは，ワイヤーが細く柔らかく，緻密な操作にも対応可能な Profile® ループ経 11 mm（ボストン・サイエンティフィック社）とワイヤーは細経ながら病変をより確実に把持できるワイヤーの硬さをもっている SnareMaster Plus® ループ経 10 mm（オリンパス社）を好んで用いている．

### Ⅱ．CP 用のスネアを用いた CSP の手技の実際を示す（図 2，3）

❶病変を発見したら，白色光による通常観察，NBI などによる画像強調観察，必要に応じてインジゴカルミン散布による色素内視鏡を併用して内視鏡診断を行う．低異型度腺腫と判断したものが CFP の適応病変となる．高度異型腺腫，癌が疑われる場合は HP の適応である．
❷治療の際は，HSP と同様で可能な限り病変を 5〜6 時方向に位置取りする．正確な治療手技にポジショニングは重要である．
❸スネアリングの際は，病変周囲の粘膜（正常粘膜）も含めて絞扼することを意識する．スネアを病変よりも大きめに展開する．スネアワイヤーを粘膜に押し当てた状態で絞扼する．やや吸引をかけながら管腔を虚脱気味にして，粘膜面をスライドさせながら病変周囲の正常粘膜を確実に絞扼する．
❹ハンドルを締めながら切除する．このとき，ハンドル操作はためらわずに一気に締めることが

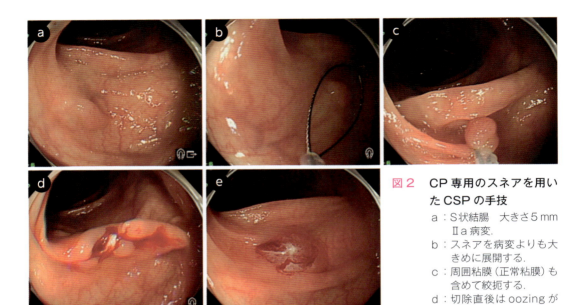

図2 CP専用のスネアを用いたCSPの手技
a：S状結腸 大きさ5mm Ⅱa病変.
b：スネアを病変よりも大きめに展開する.
c：周囲粘膜（正常粘膜）も含めて絞扼する.
d：切除直後はoozingが見られる.
e：切除断端部にピンポイントに送水することで，粘膜下に水が注入され，局注と同じように粘膜下膨隆を形成されている.

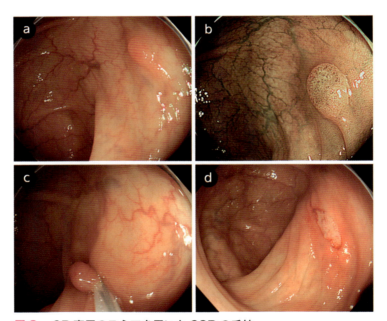

図3 CP専用のスネアを用いたCSPの手技
a：横行結腸 大きさ6mm Ⅰs病変.
b：NBI拡大観察. JNET分類 Type 2A.
c：周囲粘膜（正常粘膜）も含めて絞扼する.
d：一括切除後の断端. 遺残は認めない.

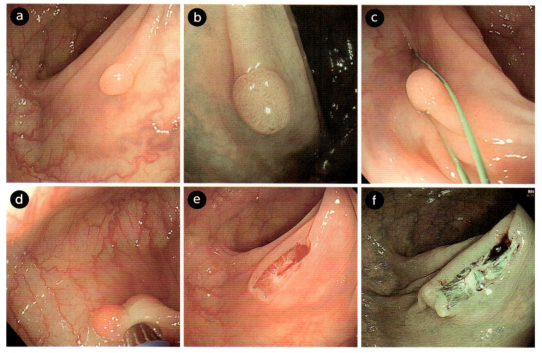

**図4** HSP用のスネアを用いたCSPの手技
　a：S状結腸　大きさ4mm Is病変.
　b：NBI拡大観察．JNET分類 Type 2A.
　c：バイポーラスネア（B-wave）で病変を絞扼する．
　d：一気に締めて病変を切除する．
　e：挫滅が少ないシャープな切除断面になっている．
　f：切除断端のNBI拡大観察を行い，遺残がないことを確認する．

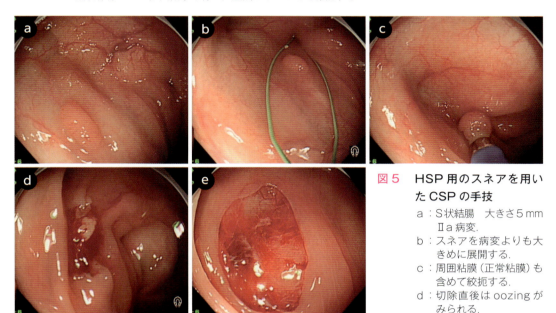

**図5** HSP用のスネアを用いたCSPの手技
　a：S状結腸　大きさ5mm IIa病変.
　b：スネアを病変よりも大きめに展開する．
　c：周囲粘膜（正常粘膜）も含めて絞扼する．
　d：切除直後はoozingがみられる．
　e：切除断端部にピンポイントに送水することで，粘膜下に水が注入され，局注と同じように粘膜下膨隆を形成されている．

第5章　コールド・ポリペクトミーの実際

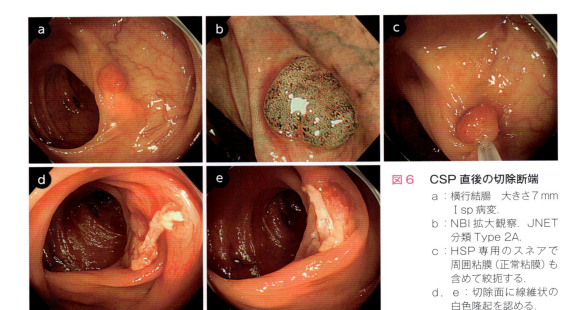

図6 CSP直後の切除断端
a：横行結腸　大きさ7mm Isp病変.
b：NBI拡大観察. JNET分類 Type 2A.
c：HSP専用のスネアで周囲粘膜（正常粘膜）も含めて絞扼する.
d，e：切除面に線維状の白色隆起を認める.

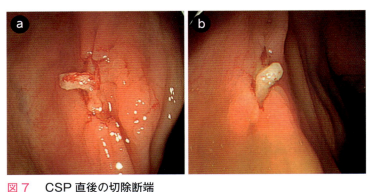

図7 CSP直後の切除断端
a，b：CSPによる切除面に線維状の白色隆起を認める.

コツである．一気に締めることで，挫滅が少ないシャープな切除断面になる．

❺病変のボリュームがある場合，スネアの根元まで絞めたにもかかわらず切除できないことがある．その場合は，軽くハンドルを開き，再度一気に締めてみる．または，締めたままの状態でスネアシースを内視鏡内へ引き込むと切除できる場合もある．さらに，ハンドルに近い部位のシースが皺になり，よれて引き込めない場合があるが，介助者によれた部分のシースを用手で延ばしてもらうとスネアの引きしろがのびて切れることがある．それでも切れない場合は，粘膜下層のより浅い部分で絞扼し直してから再度切除を試みる．どうしても切除できない場合は，対極板を患者に装着し，高周波発生装置に接続して通電切除（HP）する．

❻病変の切除直後は，切除部位から出血を認めることが多い．送水による洗浄で血液を除去して内視鏡的に完全切除ができたかを確認する．CFPで述べたように内視鏡のwater-jet機能によ

る送水が有用である．粘膜欠損部への送水で局注と同じように粘膜下膨隆が形成されることが多い．これによって圧迫止血が期待できる．

❼切除面からの oozing による小出血は1～2分ほどで止血することが多く，完全な止血まで確認しなくても自然止血が期待される．しかし，出血量が予想以上に多い場合や後出血が心配される場合は，クリップによる止血を行ってもかまわない．

CSP 専用でなく，HP に用いるスネアでも通電することなく，小ポリープは切除が可能である（図4, 5）．絞扼後一気にシース内にスネアを引き込むように切ると多くの病変は切除可能で，組織の挫滅も少ない．

なお，CSP 直後の切除面に線維状の白色隆起を認めることがある（図6, 7）．Tutticci らはこの白色隆起物が6 mm 以上の病変でそれ未満よりも有意に伴う頻度が高くなり，14％に出現し，同部位の生検で80％に粘膜筋板，94％に粘膜下層が含まれ，粘膜筋板と粘膜下層からなり遺残病変ではないと報告している[6]．基本的には放置しても問題ない所見である．

しかし，粘膜筋板への浸潤の可能性がある粘膜内癌（Tis），粘膜下層浸潤癌（T1）では遺残する可能性がある．術前診断で早期癌の可能性が否定できない場合は，CSP の適応とはせず，HP〔内視鏡的粘膜切除術（endoscopic mucosal resction：EMR）が望ましい〕で切除を行うようにする．

### 参考文献

1) Efthymiou M et al：Biopsy forceps is inadequate for the resection of diminutive polyps. Endoscopy 43：312-316, 2011
2) Jung YS et al：Complete biopsy resection of diminutive polyps. Endoscopy 45：1024-1029, 2013
3) Draganov PV et al：Randomized, controlled trial of standard, large-capacity versus jumbo biopsy forceps for polypectomy of small, sessile, colorectal polyps. Gastrointest Endosc 75：118-126, 2012
4) Uraoka T et al：Cold polypectomy techniques for diminutive polyps in the colorectum. Dig Endosc 26 (Suppl 2)：S98-S103, 2014
5) Liu S et al：Quality of polyp resection during colonoscopy：are we achieving polyp clearance? Dig Dis Sci 57：1786-1791, 2012
6) Tutticci N et al：Characterization and significance of protrusions in the mucosal defect after cold snare polypectomy. Gastrointest Endosc 82：523-528, 2015

（文責：野崎　良一・松平美貴子）

## 2. 医師と内視鏡技師のコラボレーション

> **→ POINT**
> - 各施設の事情にもよるが，内視鏡治療時の各種デバイスの操作は介助者の内視鏡技師の役目である．
> - 医師の両手の内視鏡操作と内視鏡技師の両手による円滑なデバイス操作が迅速かつ確実な治療を実現する．
> - CPにおいても医師と内視鏡技師の共同作業すなわちコラボレーションが安全，確実な病変切除に求められる．

筆者らの施設では，内視鏡治療時の各種デバイスの操作は介助者の内視鏡技師が行っている[1]．

医師は，内視鏡挿入時と同様に治療の際も左手で内視鏡のアングル操作，右手は内視鏡を保持する．医師がデバイスを操作するのは，鉗子口から腸管内に挿入するときと引き抜くときである．それ以外は両手で内視鏡を操作し，病変を5〜6時方向に位置取りし治療しやすいポジショニングに徹する．内視鏡技師は医師の内視鏡操作に合わせて，鉗子で病変をつかんだりスネアを展開している．

内視鏡技師は右手でデバイスのハンドルを操作し，左手は鉗子口に手を固定し，第1〜第3指でデバイスを把持し出し入れの微調整を行っている．右手のハンドル操作の微調整は，鉗子のカップの開閉の大きさとスピード，スネアリング時のワイヤーの開閉の大きさ・スピードである．左手の微調整は，病変との距離感を意識しながら保持できるように，鉗子口部でつかんでいるデバイスをわずかに出し入れ（押し引き）する．このように，左右の手の操作は協調性が求められる．左右の動きのバランスが悪いとタイミングがずれ，よい治療ができなくなる．

医師の両手による内視鏡操作と，内視鏡技師の両手によるデバイス操作が円滑であると，迅速で確実な治療が実現する．視野確保困難な部位の病変や，ポジショニング困難な場合においても，的確に治療ができるようになる．まさしく医師と内視鏡技師のコラボレーションであり，チーム医療の真髄であると考える．

このように，内視鏡技師がデバイスを操作できるためには，医師との連携，信頼関係の構築が重要である．医師にデバイス操作を任せてもらうためには，内視鏡技師も日々自己研鑽に努め，知識・技術ともにスキルアップしていかなければならない．

### 参考文献

1) 松平美貴子：大腸ポリペクトミー・EMR・ESDの看護．消化器最新看護 6-7月号：13-21，2016

（文責：松平美貴子）

## 3. フォローアップ

> **POINT**
> - CPの長期予後および検査間隔については十分な検討は行われていないのが現状である.
> - 著者の施設ではCPを始めて2年余りしか経過していないが，CPによる治療後1年後にTCSを行い遺残再発の確認を行っている.
> - HPに比べてCPは不完全切除率が高いことが指摘されており，CP後のサーベイランスを行って行かなければならない.

コールド・フォーセプス・ポリペクトミー（cold forceps polypectomy：CFP）の不完全切除の因子としてはポリープの大きさが4 mm以上とする報告が多い.

長期予後および検査間隔については十分にまだ検討されていないが，CFPにおける再発について検討した報告では，平均観察期間50.7カ月で進行腺腫（advanced adenoma）の再発率はわずか0.5%であったと報告している.

5 mm以下の小さい病変であっても粘膜内癌（Tis），粘膜下層浸潤癌（T1）病変が稀（0.5～1.7%）であるが，存在することを常に考え，治療前の十分な観察にて治療方法を決めて行うことが重要である.

大腸ポリープをすべて切除すれば，大腸癌の発生および癌死が抑制されることが報告された[1,2]. 日本消化器内視鏡学会が示したガイドライン[3]では径6 mm以上のポリープは基本的に切除するが，径5 mm以下の小ポリープに対しては，表面陥凹型腫瘍を除いて必ずしもポリープ切除を原則としないこととなっている. おそらくホット・バイオプシー（hot biopsy：HB），ホット・スネア・ポリペクトミー（hot snare polypectomy：HSP）の安全性，労力，経済性の問題からと思われる.

CPは手技が簡便であること，遅発性穿孔や後出血など偶発症が少ないことから米国や欧州では推奨されている[4]が，従来の通電を伴う方法と比べて焼灼効果が期待できないため，病変の遺残が危惧される. 中間期癌（interval cancer）の原因として25～30%は内視鏡的不完全切除によると報告されており[5]，CPは特に注意が必要であると思われる.

遺残についてCFP，コールド・スネア・ポリペクトミー（cold snare polypectomy：CSP），HBの手技の違いによる比較検討が多く報告されている. Jungら[6]は，CFPで3 mm未満であれば100%切除できたことを報告し，Leeら[7]はCSPで93%完全切除（CFP：75.9%，CSP：93.2%）されており，多変量解析でCFP，ポリープの大きさ4 mm以上が不完全切除の独立変数であったと報告し，4～5 mmの場合であればCFPでなくCSPを推奨している. Parkら[8]は5 mm以下のポリープに対してCFPとCSPのランダム化比較試験（randomized controlled trial：RCT）の検討で3 mm以下の場合完全切除率に有意差はなかった（CFP：95.8%，CSP：92.6%）が，3 mmを超える病変ではCSP群が有意に完全切除率で高かった（CFP：86.8%，CSP：93.4%）ことを報告した.

長期予後については十分にまだ検討されていないが，CFPにおける再発について検討したLeeら[9]の報告では，平均観察期間50.7カ月でadvanced adenomaの再発率はわずか0.5%であったと

報告している．再発の因子では，ポリープの大きさが4～5mmの場合，右側結腸にある場合，施行する内視鏡医が独立変数であったと述べている．

今までの報告から，少なくとも3mm以下ではCFPで問題ないが，4mm以上であればCSPがよいと思われる．筆者はCSPをベースに，3mm以下においてはCFPのいずれでもよいと考えている．

また5mm以下の小さい病変であってもTis，T1の癌病変が稀にある（0.5～1.7％）[10]が存在することを常に考え，治療前の十分な観察にて治療方法を決めて行うことが重要である．

小さなポリープに対してCPは簡便性，安全性，労力など他の治療法と比べて優れているため積極的に導入されている施設がある一方で，断端の評価，遺残再発，Tis病変の存在があることから，十分な検討が必要であるためCPに対して慎重であるべきという施設もあり，まだ導入に否定的な考えもある．

当院はまだCPを始めてから2年余りしか経過していない．CPによる治療後は1年後に大腸内視鏡検査を行っているが，CPはすべてCSPで行っていることもあり，今のところ遺残再発は認めていない．しかし当院では10mm未満を対象に治療を行っていることもあり，今後注意深くサーベイランスを行っていかねばならない．

### 参考文献

1) Winawer SJ et al：Prevention of colorectal cancer by colonoscopic polypectomy. The National Polyp Study Workgroup. N Engl J Med 329：1977-1981, 1993
2) Nishihara R et al：Long-term colorectal-cancer incidence and mortality after lower endoscopy. N Engl J Med 369：1095-1105, 2013
3) 田中信治ほか：大腸ESD/EMRガイドライン．Gastroenterol Endosc 56：1598-1617, 2014
4) Repici A et al：Safety of cold polypectomy for＜10mm polyps at colonoscopy：a prospective multicenter study. Endoscopy 44：27-31, 2012
5) Pabby A et al：Analysis of colorectal cancer occurrence during surveillance colonoscopy in the dietary polyp prevention trial. Gastrointest Endosc 61：385-391, 2005
6) Jung YS et al：Complete biopsy resection of diminutive polyps. Endoscopy 45：1024-1029, 2013
7) Lee CK et al：Cold snare polypectomy vs cold forceps polypectomy using double-biopsy technique for removal of diminutive colorectal polyps：a prospective randomized study. Am J Gastroenterol 108：1593-1600, 2013
8) Park SK et al：A prospective randomized comparative study of cold forceps polypectomy by using narrow-band imaging endoscopy versus cold snare polypectomy in patients with diminutive colorectal polyps. Gastrointest Endosc 83：527-532, 2016
9) Lee HS et al：Treatment outcomes and recurrence following standard cold forceps polypectomy for diminutive polyps. Surg Endosc 31：159-169, 2017
10) Gupta N et al：Prevalence of advanced histological features in diminutive and small colon polyps. Gastrointest Endosc 75：1022-1030, 2012

（文責：櫻井　宏一，藤江　里美，須田　博子，奥田　彩子，村尾　哲哉，武市　卒之，蓮田　究，服部　正裕）

# 第6章 患者管理

> **✉ MESSAGE**
>
> コールド・ポリペクトミー（CP）の腸管前処置は，全大腸内視鏡に準じた経口腸管洗浄剤服用による前処置が望ましい．腸管洗浄度を良くするために，事前の下剤併用による排便コントロール，前日の大腸検査食の投与などの工夫が行われている．術前にCPに関するインフォームド・コンセントを行い書面で同意を得る．CPの術後管理として，3日間から1週間の生活面および食事面の指導を行う．

## 1. 前処置

　全大腸内視鏡検査（total colonoscopy：TCS）に準じて経口腸管洗浄剤による前処置が望まれるが，前処置法は各施設で様々な工夫がなされており，学会や研究会・論文など多くの報告が行われている．その工夫として，事前の下剤併用による排便コントロールや，前日の検査食（低残渣食），腸管蠕動促進剤などの薬剤の投与などがある[1-4]．腸管洗浄剤の選択や服用方法なども各施設で違っている．いずれにしても，いかに腸管内をclearにするかが重要である．残便や残渣が多ければ検査精度の低下につながる．コールド・ポリペクトミーの適応となる小ポリープを発見し，診断するためにも良好な前処置が必要である．

　大腸検査食として販売されているものを表1に示す．3食タイプと2食タイプがある．経口腸管洗浄剤（表2）は，従来から主流になってきたのがポリエチレングリコール電解質（PEG-Asc）製剤で，ニフレック®，ムーベン®，オーペグ®，ニフプラス，ロレナック®などの製剤がある．マグネシウム製剤であるマグコロールP®は本来高張液で使用していたが，1998年に等張液法が追加承認された．錠剤タイプの腸管洗浄剤としてリン酸ナトリウム製剤のビジクリア配合錠®が2007年に発売開始された．ニフレック®に代わるものとして，アスコルビン酸含有PEG-Asc製剤のモビプレップ®が2012年12月から販売開始になり現在主流になりつつある．最近では，ピコスルファートナトリウムを主成分としたピコプレップ配合内用剤®が2016年8月から販売されている．

　当院の前処置法は，前日に2食タイプの検査食エニマクリンコロミル®，20時にラキソベロン®15摘，当日の腸管洗浄剤はモビプレップ®を投与している．TCSを受ける患者には，当日朝来院してもらい内視鏡センターで前処置を行っている（図1）．モビプレップ®は，モビプレップ®をコップ2杯服用後，水をコップ1杯服用する「2杯1杯法」を繰り返す方法で，すべて5〜10分間隔に服用する（図2）．以前は，モビプレップ®を1,000 mL投与後水500 mL服用，その後モビプレップ® 500 mL投与後水250 mL服用するスタンダード（標準）法で行っていたが，前処置時間の短縮を図るため変更した．2杯1杯法に変更した結果，モビプレップ®の平均服用量は1,464 mL，服用開始から初回排便までの所要時間は平均41分，前処置完了までの所要時間は平均98分，前処置完了までの排便回数は平均4.9回と良好な結果が得られている．短時間で完了し，しかも

表1　大腸検査食一覧

| 製造会社 | 販売会社 | 製品名 | 内容 |
|---|---|---|---|
| グリコ | 堀井薬品株式会社 | エニマクリン | 3食+間食セット |
| | | エニマクリンPO | 3食+間食セット |
| | | エニマクリンeコロン | 3食セット |
| | | エニマクリン　コロミル | 2食+間食セット |
| | | エニマクリンCS | 2食+間食セット |
| カイゲンファーマ株式会社 | ハウス食品株式会社 | ダルムスペース　リッチⅢ | 3食 |
| | 日本ハム株式会社 | ダルムスペース　デリシア | 2食 |
| | | ダルムスペース　ファイン | 3食 |
| キューピー | キューピー | ジャネフ　クリアスルーJB | 3食セット |
| | | ジャネフ　クリアスルー | 3食セット |
| | | ジャネフ　クリアスルーJB | 2食 |
| | | ジャネフ　クリアスルーNC | 2食 |
| | | ジャネフ　クリアスルーNB | 3食セット増量タイプ |
| | | NEWサンケンクリン | 3食 |
| | | NEWサンケンクリンCA | 3食 |
| | | NEWサンケンクリンⅡ | 2食 |
| | | NEWサンケンクリンMO | 3食 |

表2　腸管洗浄剤一覧

| 製品名 | 製剤 | 会社名 |
|---|---|---|
| ニフレック配合内用剤 | ポリエチレングリコール電解質製剤：先発品 | EAファーマ株式会社 |
| ムーベン配合内用剤 | ポリエチレングリコール電解質製剤：後発品 | 日本製薬株式会社 |
| オーペグ配合内用剤 | ポリエチレングリコール電解質製剤：後発品 | 日医工株式会社 |
| ニフプラス配合内用剤 | ポリエチレングリコール電解質製剤：後発品 | 大原薬品工業株式会社 |
| ロレナック配合内用剤 | ポリエチレングリコール電解質製剤：後発品 | シオノケミカル |
| マグコロールP等張液 | クエン酸マグネシウム製剤 | 堀井薬品工業株式会社 |
| ビジクリア配合錠 | リン酸ナトリウム製剤 | ゼリア新薬工業株式会社 |
| ピコプレップ配合内用剤 | ピコスルファートナトリウム製剤 | フェリングファーマ |
| モビプレップ配合内用剤 | アスコルビン酸含有ポリエチレングリコール電解質製剤 | EAファーマ株式会社 |

　　　　　　　　　　　様
　　　　　全大腸内視鏡検査を受けられる方へ

**目的・方法**
　この検査は、肛門から内視鏡を挿入し大腸内を観察します。
　大腸のあらゆる疾患の診断を行います。

**当日、来院されてからの流れ**

- [問診]　心臓病、高血圧症、糖尿病、緑内障、肝臓病、前立腺肥大症の有無、手術歴などの確認をします。内服薬も確認します。

- [診察]　医師の診察および検査について説明があります。

- [前処置]　腸管内をきれいにします。腸管洗浄液と水を飲んでいただき、排便が黄色透明になれば完了です。完了は便を見ながら看護師が判断します。
　腸管洗浄液と水はコップ1杯を5分おきに飲んでください
　腸管洗浄液を2回飲んだあと水1回飲みます。それをくり返します。
　腸管洗浄液1000〜1500mLと水500〜750mLを飲むことになります。

- [更衣]　前処置完了後、検査着に着替えます。

**午後(13時)〜夕方**

- [検査・治療]　血圧測定後、鎮静剤、鎮痛剤、腸の蠕動を抑制する薬を静脈注射します。詳しく観察・診断するために、場合によっては青色の色素をかけたり生検（組織を一部採取）を行うことがあります。
　また、小ポリープは治療（切除）する場合もあります。

- [結果説明]　検査終了後、30分〜1時間程度ベッドで休んでいただいた後、医師から検査結果の説明があります。その後帰宅できます。
　なお、時間を要した方は、帰宅が夕方遅くなることもありますので他の用事は何もつくらずにご来院ください。

---

**【検査終了後帰宅される方】**

- [食事]　生検・小ポリープ切除をした場合は、2〜3日アルコール、香辛料などの刺激物は避けてください。
　何も処置をしなかった場合は、普段通りに食事をしても構いません。

- [入浴]　生検・小ポリープ切除をした場合は、その日は熱いお風呂や長時間の入浴は避けて下さい。

**【治療をうけられる方】**

　治療後2週間は出血の危険性がありますので、お粥を食べアルコールや刺激物は避けてください。また、運動や腹圧のかかる仕事なども控える必要があります。なお、万が一出血した場合は、入院中なら退院延期に、帰宅後であれば再入院になることもありますので、治療日から2週間先までに大切な用事を予定しないように御配慮ください。

★ 検査後、下痢や腹部不快感などがみられる場合もありますが、通常は1〜2日間でおさまります。
★ 腹痛や血便をみる場合は、時間に関係なくすぐお知らせください。
★ 水は500mLペットボトルの自動販売機を設置しています。
　ご自分で持参されてもかまいません。

　　　　　　　　　　　　　　　　　大腸肛門病センター高野病院　内視鏡センター

図1　当院の検査の流れ（患者説明用紙）

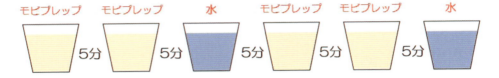

図2　モビプレップの服用方法（患者指導用紙）

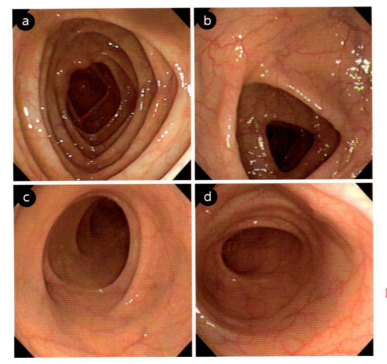

図3　腸管内写真
　　a：上行結腸
　　b：横行結腸
　　c：下行結腸
　　d：S状結腸

腸管内の残便・残渣が少ない（図3）．これにより，午前中の内視鏡検査の施行が可能になったため検査件数の増加につながった．

さらに患者指導のポイントとして，腸管洗浄剤服用中は椅子に座ったままで服用するのではなく，可能な限り歩いてもらうこと，看護師や内視鏡技師が頻回に声をかけること，反応便は3回目から見せてもらい前処置完了の判断は患者ではなくスタッフが行うことなどが前処置効果を上げているものと考える．

### 参考文献

1) 田村君英（編）：新版こんなときどうする？　内視鏡室 Q & A，p65-79，中山書店，2015
2) 吉田直久ほか：高濃度ポリエチレングリコール腸管洗浄剤を用いた大腸内視鏡検査前処置の負担軽減．日本消化器内視鏡学会雑誌 56：3810-3815，2014
3) 小篠洋之ほか：アスコルビン酸含有ポリエチレングリコール電解質製剤を用いた大腸内視鏡検査前処置法の検討（ポリエチレングリコール電解質製剤との比較）．日本大腸肛門病会誌，68：22-28，2015
4) 松平美貴子ほか：大腸内視鏡検査前処置法の腸管洗浄効果および受容性に関する検討—ラキソベロン®とマグコロールP等張液同時併用法の評価—．日本大腸検査学会誌，19，127-133，2002

（文責：松平美貴子，西坂　好昭）

## 2. 術後管理

### 1） 大腸肛門病センター高野病院の実際

図1 内視鏡検査同意書

図2

　筆者らの施設では，外来検査の患者には小ポリープが発見された場合の切除希望の有無を事前に内視鏡検査同意書で確認している（図1）．同意書に患者がチェックを入れなければならない項目として，内視鏡検査を受ける同意・鎮静剤を使用する同意・そして小ポリープ切除同意の3項目がある．小ポリープ切除希望であれば，検査当日から3日間の間に遠方に行く用事や腹圧のかかる作業，飲酒する機会などがないかを問診時に本人に確認している．

　施設によって日数の違いはあると思われるが，コールド・ポリペクトミー（cold polypectomy：CP）を施行した場合は，筆者らの施設では3日間は生活面および食事面で注意していただくようにしている．CPは偶発症発生のリスクは極めて少ないといわれている．しかし，穿孔症例の発生はないものの後出血例は数例経験しており，皆無とはいえない．したがって，3日間は腹圧がかかるような生活は避け，香辛料や刺激物・アルコールを控えていただいている（図2）．

（文責：松平美貴子，西坂　好昭）

## 2）服部胃腸科での実際

　コールド・スネア・ポリペクトミー（cold snare polypectomy：CSP）の術後管理はホット・スネア・ポリペクトミー（hot snare polypectomy：HSP）または内視鏡的粘膜切除術（endoscopic mucosal resection：EMR）と同様の指導を行っている．

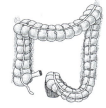

**大腸ポリープを切除された患者様へ**

赤印の部分を切除しました．
切除した部分が一時的にヤケドした状態になっています．
その為、まれに予期せぬ併発症（穿孔・出血）を起こすことがあります．
腸の安静を保つ為、併発症を防ぐ為にも下記の事項をお守り下さい．

★ポリープ切除後の注意事項★

【　食　事　】

| 切除当日の夕食<br>※固形物は× | 切除翌日の朝食 | 切除翌日の昼食<br>〜3日目 | 切除後4日目<br>以降 |
|---|---|---|---|
| 重湯・葛湯、すまし汁、スープ（具・粒なし）ゼリー・ヨーグルト（果肉なし）ゼリー状栄養補助食品　水・お茶・ポカリスエット、あめ、ガムなど | お粥・うどん　豆腐・半熟卵　食パン　スープ・味噌汁（消化の良い具はOK）バナナ・リンゴ | おかずは2枚目の献立表をご参照下さい | 普段の食事で構いません |

【　お　酒　】　本日より1週間禁酒となります．

【　お風呂　】　本日はシャワー程度で済ませて下さい．
　　　　　　　翌日よりシャワーか短時間の入浴とし、1週間後から通常の入浴となります．
　　　　　　　（冬場は寒いので短時間湯船に入っても構いません）

【　仕事・運動　】　仕事：力仕事や腹圧のかかる作業は1週間控えて下さい．
　　　　　　　　　（※日常の家事程度なら可能です）
　　　　　　　　　運動：激しい運動、汗ばむ程度の運動は1週間控えて下さい．

【　旅　行　】　旅行・出張は1週間控えて下さい．熊本市外の遠出も1週間控えて下さい．

【　排　便　】　1週間は排便後に血液が混じっていないか観察して下さい．血液が混じっている場合は、必ず電話をして下さい．青っぽい便が出ることもありますが、心配ありません．

【　薬　】　本日より内服して構いません．

出血や腹痛などがありましたらすぐにご連絡下さい．

電話番号：096-325-2300

服部胃腸科

図1

## ポリープ切除後の食事

**気をつけてほしいポイント**

- 油を多く使う料理を控える
  フライ・唐揚げ・天ぷら・とんかつなど
- 脂肪の多い肉類を控える
  焼肉・ステーキ・馬刺し・豚の角煮など
- 繊維を控える
  ごぼう・れんこん・こんにゃく・筍
  きのこ類・海藻類・ふき・わらびなど
- 生ものは3日間は食べない
  刺身・寿司など
- 炭酸飲料や冷たい牛乳は控える
- 外食での注意
  麺類はうどんがおすすめです.
  カレーや麻婆豆腐など香辛料の多いメニューは避ける

**翌日昼~3日目の食事**

| | おすすめメニュー | 避けたいメニュー |
|---|---|---|
| ご飯 | 白ご飯　お粥　雑炊　トースト | 玄米　赤飯　炊き込みご飯　おこわ　寿司 |
| 汁物 | 味噌汁（豆腐・麩）　かきたま汁　ポタージュスープ | |
| 丼 | 親子丼 | カツ丼　天丼 |
| 麺類 | うどん（月見・きつね）　そうめん　にゅうめん　冷麦 | そば類　ちゃんぽん　焼きそば　お好み焼き |
| おかず | 焼き魚　煮魚　湯豆腐　冷奴　納豆　おでん（ちくわ・はんぺん　厚揚げ・卵・大根）　煮しめ（大根・人参・里芋・鶏肉）　卵料理　煮物（南瓜・大根・里芋など）　卸大根　焼き茄子　皮なしトマト　ホーレン草のお浸し　野菜炒め（キャベツ・人参・たまねぎ）　菜焼き（白菜） | 天ぷら　とんかつ　フライ（えび・かき）　おでん（ごぼ天・すじ・しらたき　こんにゃく）　煮しめ（こんにゃく・ごぼう・昆布　筍・しいたけ・れんこん）　すき焼き　焼肉　酢豚　豚の角煮　ニラ玉　ニラレバー　ギョーザ　炒り卵の花　胡麻和え　ひじきの炒り煮　野菜炒め（もやし・ニラ） |
| おやつ | りんご　バナナ　桃　スイカ　メロン　プリン　ぜりー | パイン　イチゴ　キウイ　柿　焼き芋　粒あんのお菓子 |

図2

　生活制限については，激しい旅行・出張，運動，汗ばむ程度の運動は1週間控えるよう指導している．

　当院でCSPを施行した患者の術後管理（食事療法および生活制限）について図1，2に示す．CSPの術後管理はHSPまたはEMRと同様の指導を行うが，ほとんどの症例が日帰り治療のため，治療当日の便の性状をより注意深く観察するよう指導している．

　治療当日の夕食は固形物を避けて流動物（重湯・葛湯，すまし汁）のみとし，翌日朝より3日目までは消化のよい食事（お粥・うどんなど）を摂取し，4日目以降は通常の食事を取るよう指導を行う．生活制限については，旅行・出張，激しい運動，汗ばむ程度の運動は1週間控えるよう指導する．1週間は排便後に血液が混じっていないか観察してもらい，血液が混じっている場合は必ず連絡してもらうよう説明している．

　　　（文責：櫻井　宏一，藤江　里美，須田　博子，奥田　彩子，村尾　哲哉，武市　卒之，
　　　　　　　　　　　　　　　　　　　　　　　　　　　　　　蓮田　究，服部　正裕）

# 第7章 今後の課題と展望

> **✉ MESSAGE**
>
> すべてのポリープを切除し，クリーンコロンにすることで大腸癌罹患率・死亡率が減少することが明らかになっている．ポリープの約90％は10mm未満であり，コールド・ポリペクトミー（CP）はクリーンコロンを達成する上で有力な標準的治療法の1つとなりうる．CPは焼灼効果がないため，ホット・ポリペクトミー（HP）以上に完全切除の内視鏡技術が求められる．CPはHPに比べて不完全切除率が高く，CP後のサーベイランスが必要である．しかし，わが国ではHPも含めてサーベイランス間隔は示されていない．CPは偶発症の頻度がHPよりも有意に低く，安全の高い手技である．抗血栓薬服用者においても後出血の頻度は低い．DISCARD policyの議論は時期尚早なのがわが国の現状である．

## 1. 大腸がん検診事業とコールド・ポリペクトミー

> **→ POINT**
>
> - 大きさ10mm未満の小ポリープを含めてすべてのポリープを切除し，クリーンコロンにすることで大腸癌罹患率・死亡率が減少することが明らかになっている．
> - ポリープの約90％は10mm未満であり，CPはクリーンコロンを達成する上で有力な標準的治療法の1つとなりうる．
> - わが国のTCSの実施件数は年間約375万件と推定される．
> - 対策型大腸がん検診の受診率が50％のわが国の目標値を達成した場合，5mm以下の微小ポリープを含めてポリープをすべて切除できるキャパシティの確保は困難なのが現状である．

### 1）CPは10mm未満の小ポリープの標準的治療法となりうるか

　米国ではNational Polyp Study（NPS）の結果から，10mm未満の小ポリープを含むポリープをすべて切除し，クリーンコロンにすることが，大腸癌罹患率・死亡率の減少効果があることが証明された[1,2]．日本のガイドラインでは5mm以下のポリープは切除せず経過観察することも許容されている[3]．日本で行われたJapan Polyp Study（JPS）では，すべてのポリープを切除し，クリーンコロンが達成されたら経過観察は3年後でよいとされている[4]．しかし，クリーンコロン後の内視鏡検査間隔，さらには大腸内視鏡検査の精度管理について日本ではこれまであまり検討されていないのが実状である．

　大腸内視鏡検査の精度管理の指標には，腺腫発見率（adenoma detection rate：ADR）がquality indicatorとして重要な因子であると報告されている[5]．50歳以上の大腸癌の平均的リスク群（一般人口）に対する目標ADRは25％以上（男性30％以上，女性20％以上）といわれている[5]．これは高い精度の大腸内視鏡検査においては実に4人に1人は腺腫性ポリープが発見されること

を意味している．その約90％は10 mm未満の小ポリープである[6]．その治療法として，簡便，安全で偶発症の少ないコールド・ポリペクトミー（cold polypectomy：CP）はクリーンコロンを達成する上で，有力な標準的治療法の１つとなりうると考えられる．

## 2）処理能力は十分か

現在，わが国では5 mm以下のポリープは平坦陥凹型病変を除き，積極的な内視鏡的切除の対象病変とは扱われていない．大腸がん検診で発見される多くの大腸ポリープのうち，大きさ5 mm以下は日本のガイドラインでは経過観察が許容されている[3]．しかし，経過観察の期間については各施設が各々で決めているのが現状である．腺腫性ポリープは，adenoma-carcinoma-sequenceにて数年から数十年の経過で大腸癌になる可能性がある．経過観察の症例が積み重なると，これまで大腸内視鏡検査を受けたことがない新規患者の受検拡大に影響が出る恐れがある．大腸内視鏡医の処理能力を考えると，JPSの報告[4]のようにクリーンコロン化し，経過観察を3年ごとと推奨することで新規の患者の検査拡大が可能となると考えられる．

大腸画像検査の新しいモダリティーである大腸CT検査，大腸カプセル内視鏡において，診断精度は腫瘍径6 mm以上を標的病変として検討されている[7,8]．6 mm以上の腺腫性ポリープを内視鏡的に切除することはコンセンサスが得られている[3]．したがって，わが国においては，これらの新しいモダリティーはスクリーニング検査として十分な精度を持つことになる．

問題は5 mm以下の微小ポリープの取り扱いである．

大腸内視鏡検査で発見されるポリープの約60〜80％は5 mm以下の微小ポリープである（第3章参照）[4]．しかしそこまで治療対象を広げる場合，CPは手技が簡便，安全，さらには偶発症の発生など有害事象が極めて低いといっても処理能力は十分なのか懸念される．

わが国の全大腸内視鏡検査の実施件数は年間約375万件と推定されるが，対策型大腸がん検診受診率が50％を達成し[9]，内視鏡検査による精検受診率が国の目標値90％になったときに，果たしてこれを処理できるキャパシティが確保できるのかが問題となる[10]．国の施策として大腸がん検診を考えた場合，5 mm以下のポリープまで治療の対象とすることは，精密検査のときに同時にCPで切除するにしても処理能力，有害事象などの受診者が被る不利益や費用対効果など真剣に議論すべきである．

## 2. CPの技術習得

### → POINT

- CPは高周波通電しないため焼灼効果がなく，HP以上に完全切除が要求される．
- 筆者らの施設ではCPの導入初期には，ラーニングカーブが完全切除率，回収率においてみられた．

CPは，通電しないだけに組織的焼灼効果がなく，ホット・ポリペクトミー（hot polypectomy：HP）以上に完全切除が要求される．コールド・スネア・ポリペクトミー（cold snare polypectomy：CSP）のイメージトレーニングやシミュレーションよりも，実際に臨床の現場で周囲の正常粘膜を含めて完全切除するのは難しい．コールド・フォーセプス・ポリペクトミー（cold forceps polypectomy：CFP）も3mm程度はJumbo鉗子を用いると一括完全切除は比較的容易であるが，4mm前後になってくるとカップの開き方，角度など工夫を要する．そのための技術の修練（医師と介助につくメディカルスタッフ）をどうするかが課題となってくる．

　堀田らは，CSPの手技習得にはexpert（大腸内視鏡経験10年以上のスタッフドクター）とnon-expert（大腸内視鏡経験5年未満のレジデント）で差がなかったと報告している[11]．Non-expertも大腸内視鏡挿入，内視鏡的粘膜切除術（endoscopic mucosal resection：EMR）の手技に習熟しており，初学者が同様にCSPを導入可能かは不明であるとしている．多くの治療手技の習得ではラーニングカーブがみられる．筆者らの施設では第3章で述べたようにCSPの導入初期にはラーニングカーブが，完全切除率，回収率においてみられた．一般的に初学者ではそうなのか？わが国にはそれを裏付けるデータはなく，今後検証が必要である．

　前述のように現状では大きさ9mmまで（10mm未満）の病変をCSPの適応とすることはコンセンサスが得られている．では今後，10mm以上の大きな病変はCSPの適応とはならないのか？ Hiroseらは10〜14mmでも安全にCSPで切除が可能であることを報告している[12]．10mm以上の病変のCSPでは完全切除率が10mm未満よりも低下することが指摘されているが[12]，遺残再発の問題はあるものの適応拡大の可能性についても今後検討していく必要があると思われる．

## 3. 病変の遺残の危惧

### → POINT

- CPはHPよりも不完全切除率が高いとの報告が多い．
- CP後の遺残再発確認のため，CPであっても切除後のサーベイランスは必要である．
- 今後，CP後の長期成績を検討して行かなければならない．

　CPは完全切除率がHPよりも低いという報告が多く，遺残・再発が危惧される．しかし，CP後の長期予後に関する報告はほとんどない．わが国でCPが注目され，全国的広がりをみせているのはここ数年のことだからである．このような中，Horiuchiらは単施設の少数例ではあるが，CSPはHSPに比べて治療後3年間のポリープ新生率には有意差はなく，切除部位に遺残は認めなかったと報告している[13]．遺残・再発は本当にないのか，サーベイランスはHPでもわが国では確立したものはないが，CSPをHPと同様に扱ってよいのか，など今後明らかにしていく必要がある．

　なお，これまで5mm以下の多くの腺腫性ポリープ（平坦陥凹型除く）は一部のクリーンコロンを目指している医療機関以外では経過観察とされてきたと思われる．切除しなかったため急速に増大して臨床的に問題となった事例はほとんどないのが現状である．しかし，本書でも紹介しているが第2章（図6）で提示したような5mm以下の微小な粘膜下層浸潤癌（T1癌）も存在する．5mm以下を切除対象としない場合は精査を行わずに検査を終了され，見逃しにつながる可

能性もある．腺腫性の微小ポリープの場合，遺残にどこまで神経質であるべきなのか検証が必要である．もちろん完全切除が理想であり，内視鏡医は完全切除を目指して慎重であるべきであるが，そのことで CP の普及が妨げられるべきではないと筆者らは考えている．そのためにも今後切除標本の断端不明，陽性，評価困難などの症例を含めて，CP 後の長期成績を検討していかなければならない．

なお HP と違い CP では焼灼していないため，第 3 章（図 9）で提示したように当院の遺残・再発症例は，EMR で完全切除が可能であったものである．しかし CP であっても切除後のサーベイランスの必要性を認識する教訓的症例の意味から提示した．

## 4. 偶発症の問題

> **→ POINT**
> - CP 後の後出血は HP よりも低い．
> - 腺腫性ポリープに対する CSP では穿孔例は報告されていない．
> - 抗血栓薬服用者でも CP 後の後出血率は低いことが報告されている．
> - CP においても十分なインフォーム・ドコンセントを行わなければならない．

CP の後出血は HP よりも低いことが数多く報告されている．CSP では粘膜下腫瘍の CSP で 1 例の術直後の穿孔が報告されているが[14]，腺腫性ポリープでは穿孔の報告例はない．CFP で 1 例の遅発性穿孔が報告されている[15]．CP が一般開業医までさらに普及した場合も偶発症は低く，外来でも安全に行えるのか．日本消化器内視鏡学会の Japan Endoscopy Database Project（JED-Project）を活用した全国レベルでの調査，監視が今後望まれる[16-18]．

抗血栓薬服用者でも後出血率は低いと報告されている．「抗血栓薬服用者に対する消化器内視鏡診療ガイドライン」では，HP は出血高危険度に分類されている[19,20]．CP は CFP，CSP ともにそのなかに記載されておらず，内視鏡的粘膜生検に準じると考えてよいのか，生検よりも切除による粘膜欠損がはるかに大きいため出血低危険度とするのか今後検討が必要である．筆者らは，CP は出血低危険度に分類して治療を行っているが，いずれにしても術前の十分なインフォームド・コンセントを行わなければならない．

## 5. 切除検体の取り扱いと病理診断の問題：DISCARD policy は可能か

> **→ POINT**
> - わが国では実地医家である多くの内視鏡医が High confidence の診断精度を有しているとは言い難い状況下にある．
> - DISCARD policy はわが国の現状では時期尚早の議論と言わざるを得ない．
> - 今後，人工知能（AI）を介した自動診断システムなどが内視鏡領域に本格的導入され，一般化すれば DISCARD policy が普及する可能性はあると考えられる．

"Resect and Discard" strategy の実践，すなわち DISCARD policy はわが国で可能なのか？ 病理診断は省略できるのか？ これは大変重要な問題である[21]．CP がやっと普及をみせているわが国の現状ではこの問題に結論を出せないと考える．現時点では 5 mm 以下の微小病変に対して内視鏡の expert が NBI で正診率 90％以上の自信がある High confidence に限って良性病変と診断できた場合に CP を施行するのであれば導入可能と考えられている[22]．さらに粘膜下層浸潤癌（T1 癌）を正確に診断できる expert でなければ，T1 癌を discard するリスクがあり，まずは 3 mm 以下の病変に限って導入することが望ましいといわれている[22]．現状では実地医家で多くの内視鏡医が High confidence の診断精度を有しているとは言い難い状況下にあり，次期尚早の感が強い．今後の内視鏡診断学の進歩，普及が望まれるところである．

この点で，Mori，Kudo ら[23,24]の超拡大内視鏡（endocytoscopy）と AI を介した自動診断システムの開発が進んでいる．Mori らはパイロット研究の結果，初期型モデルの腫瘍/非腫瘍鑑別の精度は，感度 92.0％，特異度 79.5％，正診率 89.2％と報告しており[23]，High confidence を満たす高い水準である．このような AI の技術が一般化すれば DISCARD policy は広く普及する可能性があり，今後の研究の発展を期待したい．

## 参考文献

1) Winawer SJ et al：Prevention of colorectal cancer by colonoscopic polypectomy. N Engl J Med 329：1977-1981, 1993
2) Zauber AG et al：Colonoscopic polypectomy and long-term prevention of colorectal-cancer deaths. N Engl J Med 366：687-696, 2012
3) 日本消化器病学会（編）：大腸ポリープ診療ガイドライン 2014，南江堂，2014
4) 松田尚久ほか：Japan Polyp Study の結果からみたポリープ摘除後のサーベイランス．内視鏡医のための大腸ポリープマネジメント．発見・診断・治療からサーベイランスまで（編：松田尚久，堀田欣一），p181-184，日本メディカルセンター，2015.
5) Rex DK et al：Quality indicators for colonoscopy. Gastrointest Endosc 81：31-53, 2015
6) Rex DK：Narrow-band imaging without optical magnification for histologic analysis of colorectal polyps. Gastroenterology 136：1174-1181, 2009
7) Nagata K et al：Accuracy of CT colonography for detection of polypoid and nonpolypoid neoplasia by gastroenterologists and radiologists：a nationwide multicenter study in Japan. Am J Gastroenterol 112：163-171, 2017
8) Eliakim R et al：Prospective multicenter performance evaluation of the second-generation colon capsule compared with colonoscopy. Endoscopy 41：1026-1031, 2009
9) 厚生労働省：がん対策推進基本計画．平成 24 年 6 月．
   http://-www.mhlw.go.jp/bunya/kenkou/dl/gan_keikaku02.pdf.
10) 厚生労働省：今後の我が国におけるがん検診事業評価のあり方について．平成 20 年 3 月．がん検診事業の評価に関する委員会報告書．
    http://www.mhlw.go.jp/shingi/2008/03/dl/s0301-4c.pdf.
11) 堀田欣一ほか：Cold snare polypectomy における内視鏡熟練度は必要か？―Expert と Non-expert の比較から．INTESTINE 20：451-456，2016
12) Hirose R et al：Histopathological analysis of cold snare polypectomy and its indication for colorectal polyps 10-14 mm in diameter. Dig Endosc 29：594-601, 2017
13) Horiuchi A et al：Comparison of newly found polyps after removal of small colorectal polyps with cold or hot snare polypectomy. Acta Gastroenterol Belg 78：406-410, 2015

14) Schnett B, at al：Efficacy and safety of cold snare resection in preventive screening colonoscopy. Endosc Int Open 5：E580-E586, 2017.
15) Luigiano C et al：Conservative management of a late rectal perforation following cold biopsy polypectomy. Endoscopy 44 Suppl 2 UCTN：E430, 2012
16) 松田浩二ほか：Japan Endoscopy Database (JED) とは. 臨牀消化器内科. 2015；30：1358-1361.
17) 松田浩二ほか：日本消化器内視鏡学会のおける取り組み JED (Japan Endoscopy Database) Project の目的と展望. 消化器内視鏡. 2015；27：1877-1882.
18) 小田島慎也ほか：JED (Japan Endoscopy Database) Project 第一期トライアル実施報告書. Gastroeneterol Endosc. 2017；59：91-101.
19) 藤本一眞ほか：抗血栓薬服用者に対する消化器内視鏡診療ガイドライン. Gastroenterol Endosc 54：2027-2102. 2012
20) 加藤元嗣ほか：抗血栓薬服用者に対する消化器内視鏡診療ガイドライン 直接経口抗凝固薬（DOAC）を含めた抗凝固薬に関する追補 2017. Gastroenterol Endosc 2017；59：1549-1558.
21) 竹内洋司ほか："Resect & Discard" strategy（内視鏡診断に基づく大腸ポリープ摘除後の病理診断省略）の現況. Gastroenterol Endosc 57：2623-2632. 2015
22) 岩倉峰雄ほか：DISCARD policy は日本で実現可能か？ 内視鏡医のための大腸ポリープマネジメント. 発見・診断・治療からサーベイランスまで（編：松田尚久，堀田欣一），p168-169. 日本メディカルセンター. 2015
23) Mori Y et al：Novel computer-aided diagnostic system for colorectal lesions by using endocytoscopy（with videos）. Gastrointest Endosc 81：621-629. 2015
24) Mori Y et al：Impact of an automated system for endocytoscopic diagnosis of small colorectal lesions： an international web-based study. Endoscopy 48：1110-1118. 2016

（文責：野崎　良一，後藤　英世）

# 第8章 文献紹介

## 1. 腺腫の内視鏡的切除による大腸癌罹患率・死亡率減少に関する報告

### 1) Prevention of colorectal cancer by colonoscopic polypectomy.

Winawer SJ et al：N Engl J Med 329：1977-1981, 1993

**腺腫の切除による大腸癌罹患の抑制を明らかにした論文**

　全大腸内視鏡検査が施行され，1個以上の腺腫が切除された1,418人が対象．定期的な内視鏡検査（平均観察期間5.9年）で5例に大腸癌が発見された．大腸癌罹患率を3つのreference group（参考グループ）と比較した．3つの参考グループから予測された大腸癌の罹患数は，それぞれ48.3人，43.4人，20.7人であり，それぞれ90％，88％，76％の大腸癌罹患率抑制効果を示す結果であった．大腸ポリープ切除による大腸癌罹患が76〜90％減少をすることを明らかにした米国のNational Polyp Study（NPS）の論文で，現在まで多くの論文で引用されている．

### 2) Colonoscopic polypectomy and long-term prevention of colorectal-cancer deaths.

Zauber AG et al：N Engl J Med 366：687-696, 2012

**腺腫の切除による大腸癌死亡の抑制を明らかにした論文**

　NPSのなかで行われた内視鏡的ポリープ切除が大腸癌死亡率に及ぼす長期的影響を検討した論文．研究への参加期間中に内視鏡的切除を受けた2,602例のうち，1,246例が何らかの原因により死亡し，12例が大腸癌により死亡していた（観察期間中央値15.6年）．一般集団における期待大腸癌死亡数は25.4と推定されたことから，内視鏡的ポリープ切除群における標準化死亡比は0.47（95％信頼区間：0.26-0.80）となり，大腸癌死亡の53％が抑制されることを示す結果であった．腺腫性ポリープの内視鏡的切除により大腸癌死亡率抑制効果のあることを示唆する質の高い論文である．

## 2. コールド・ポリペクトミーに関する報告

　本書で引用した一部の論文の内容を簡潔にまとめた．わが国からの論文も数編採り上げた．ここで解説しなかった論文にも重要な論文が数多くあることは承知している．最近，コールド・ポリペクトミー（cold polypectomy：CP）に関する論文が増加している．英文はPubMed，邦文は医学中央雑誌などの検索サイトを利用してCPに関する論文検索を行っていただければ幸いであ

る．

## 1) Safety of cold polypectomy for＜10 mm polyps at colonoscopy：A prospective multicenter study.

Repici A et al：Endoscopy 44：27-31, 2012

### 10 mm 未満のポリープに対する CP の安全性に関する多施設共同前向き研究

　823 例 1,015 病変が対象（抗凝固療法，クロピドグレル投与患者は除外）．基本的に 3～4 mm の病変は鉗子，6～9 mm の病変はスネアにて切除．全例で CP に成功．644 病変（63.4％）を鉗子，371 病変（36.6％）をスネアにて切除．直後の出血（止血術を必要とする）は 18 例（対患者数 2.2％，対病変数 1.8％）．6～9 mm ポリープ 4.1％で 5 mm 以下ポリープ 1.2％よりも有意に高率（P＝0.01）であった．止血は出血例の全例で成功した（クリップ 11 例，アドレナリン局注 5 例，併用 2 例）．これらの患者で後出血はなかった．すべての患者に 7 日後と 30 日後の電話によるフォローアップ行い，後出血やその他の合併症は報告されなかった．

　この研究では，10 mm 未満のポリープに対する CP の高い安全性を示した．これは，CP 後の低い出血率と治療中の内視鏡的止血術の高い効果によるものである．

## 2) Randomized, controlled trial of standard, large-capacity versus jumbo biopsy forceps for polypectomy of small, sessile, colorectal polyps.

Draganov PV et al：Gastrointest Endosc 75：118-126, 2012

### 大腸小型無茎性ポリープに対する標準的ラージキャパシティ生検鉗子と Jumbo 鉗子による CFP のランダム化比較試験

　大腸の微小無茎性ポリープに対するコールド・フォーセプス・ポリペクトミー（cold forceps polypectomy：CFP）を従来の生検鉗子（RJ3, LC）と比較し，Jumbo 鉗子（RJ4）の有効性を検討．1 個以上の 6 mm 以下の無茎性ポリープの存在を認めた 140 例が対象．病理医は使用した鉗子，術者とその完全切除の判断についてブラインド化された無作為化試験である．Jumbo 鉗子は，1 回の手技での完全切除率と 1 回で切除できなかった場合の完遂までの手技回数で LC より有用であった．内視鏡医が肉眼的に完全に切除したと判断した病変の相当数（Jumbo 群 18％，LC 群 23％）で，組織学的検査で腺腫様組織の遺残が観察された．後出血 4 例（Jumbo 群 3 例 4.3％, LC 群 1 例 1.4％）は全例，直腸からの少量の出血で入院，再処置，輸血は必要がなかった．

　Jumbo 鉗子は微小無茎性ポリープの切除において，標準鉗子と比較して優れていた．術者に関係なく，検査時間を短縮することができた．肉眼的に完全切除と判断された症例の約 5 分の 1 で組織学的に腺腫様組織の遺残が確認された．CFP 後の遺残組織の臨床的意義と影響を究明する更なる研究が必要である．CFP が選択される理由は，ポリープのサイズや位置からスネアによる絞扼が困難である場合，CFP ではポリープの把持が容易であること，組織検体を見失いにくく速やかに回収することができること，通電による合併症と組織標本の熱変性を避けることができること，などが挙げられる．

## 3） Biopsy forceps is inadequate for the resection of diminutive polyps.

Efthymiou M et al：Endoscopy 43：312-316, 2011

### 生検鉗子は微小ポリープの切除には適していない

　微小ポリープの切除においてCFPが十分であるかどうかを前向きに評価．CFPによる完全切除の予測因子を明らかにすることが目的．1個以上の5mm以下の微小ポリープが確認された52例が対象．合計64個の微小ポリープを切除．CFPによる微小ポリープの完全切除率はわずか39％であった．CFPは，微小ポリープの切除に有効ではないと考えられた．

　腺腫の完全切除率（62％）は過形成ポリープの切除率（24％）よりも高かった．この差の理由は明らかでないが，1つの可能性として，腺腫のpit patternが一般的に明瞭で，遺残した腺腫組織を発見して切除するのが過形成ポリープと比較して容易であることが考えられた．

## 4） Complete biopsy resection of diminutive polyps.

Jung YS et al：Endoscopy 45：1024-1029, 2013

### 微小ポリープの生検鉗子による完全切除

　CFPにより微小ポリープの切除が適切に施行できるかどうかを評価し，完全切除の予測因子を明らかにすることが目的．65例，5mm以下の86個のポリープが対象．18歳以下，クロピドグレルまたはワーファリン投与患者，血小板減少症患者は除外．CFPはインジゴカルミンを使用した色素内視鏡でポリープが確認されなくなるまで施行．CFP部位の底部は1～3mmのマージンを取って内視鏡的粘膜切除術（endoscopic mucosal resection：EMR）を行った．完全切除率（90.7％），1～3mmは100％であった．

　切除後に遺残組織の痕跡がないことが確認されれば，CFPは大多数の微小ポリープの切除に適切な手技だと考えられた．なお，CFPの最適な手技は，①正確なターゲティングと，必要に応じて分割切除も視野に入れた鉗子による切除，②oozingが止まるまで生食で洗い流す，③色素内視鏡で切除部位を精査し，遺残が確認されたらこの手順を繰り返すこと，と述べている．

## 5） Cold polypectomy techniques for diminutive polyps in the colorectum.

Uraoka T et al：Dig Endosc 26（Suppl 2）：98-103, 2014

### 5mm以下の大腸微小ポリープに対するJumbo鉗子によるCFP

　Radial Jaw4™ Jumbo Capacityを用いたCFPの効率性と安全性評価．223個のポリープを切除．一度の採取で完全切除ができた確率，および各種有害事象の検討．切除後，十分な送水の後，NBI（narrow band imaging）拡大観察にて，一括切除率を判定．切除後，3分間内視鏡で確認し，術直後の出血を評価．

　1～3mm大のポリープまではほぼ100％．4mmまでは高率な一括切除率が得られた．5mmで低下するが，直後の追加手技で完全切除可能．切除直後に止血が必要な出血は見られず，後出血，穿孔も報告はなかった．

5 mm 以下の微小腺腫に対する Jumbo 鉗子による CFP は有効性，簡便性，安全性が高い．

## 6） Colon polyp retrieval after cold snaring.

Deenadayalu VP, Rex DK：Gastrointest Endosc 62：253-256, 2005

### コールド・スネアリング後の大腸ポリープの回収

　異なる2通りの切除，回収方法でcold snaring 後のポリープ回収率を検証することが目的．合計519 個のポリープが1名の経験豊富な内視鏡医によって確認され，ホット・スネア・ポリペクトミー（hot snare polypectomy：HSP），コールド・スネア・ポリペクトミー（cold snare polypectomy：CSP），CFPのいずれかの方法でポリープ切除を行った．CSP では，A法（tenting すなわち病変をチャンネルに引き込むようにしないで切除し，ポリープをトラップに回収）またはB法（ポリープを絞扼し，内視鏡のチャンネルに引き込んで吸引をかけながら切除する）に割り付けた．術者は1〜3 mm のポリープには CSP を使用し，2〜8 mm のポリープには CFP，5 mm 以上には HSP を使用した．

　A法，B法の切除方法は有効だった．A法のほうがより効果的と思われた．これは，A法の大多数例でポリープが切除部位または付近にとどまっており，容易かつ迅速にトラップに吸引することができたためと考えられる．切除と回収に要する時間は A法が短く，統計学的には有意差があった（P＝0.03）が，その差は最小限のものだった．

　CSP によるポリープ切除において，十分なポリープ回収率を示した．回収の困難や不成功は CSP の施行を妨げるものではない．

## 7） Prospective randomized comparison of cold snare polypectomy and conventional polypectomy for small colorectal polyps.

Ichise Y et al：Digestion 84：78-81, 2011

### 大腸小型ポリープに対するコールド・スネア・ポリペクトミーと標準的ポリペクトミーの前向きランダム化比較試験

　CSPとConventional（通常のHSP）各々のポリペクトミー後，腹部症状，合併症，切除率をランダム化試験で比較．8 mm 以下の大腸ポリープが存在する患者80例が対象．ポリープを確認後に，CSP群とHSP群に無作為に割り付けた．一律に局注は施行せず．平均手技時間はCSP群（18±6分）でHSP群（25±7分）より有意に短かった（P＜0.0001）．手技時間の短縮は高周波装置のセッティングが不要であることと関連があると考えられた．CSP群で止血クリップは必要なかった一方，HSP群では7例で後出血の予防のためにクリッピングを行った．

　CSP群は腹部症状（post-polypectomy abdominal symptom）が有意に低かった（P＝0.029）．CSP は憩室周辺や盲腸のポリープ症例で最も重要な優位性を持つ．通常のHSP では貫壁性のpost-polypetomy electrocoagulation syndrome や穿孔が起きる可能性を指摘．

　8 mm 以上のポリープの場合には，完全切除と再発予防のために通常の HSP 手技を推奨．CSP ではポリープの回収も穿孔も問題とならず，手技時間が短縮でき腹部症状も少ないことから，通

常のHSPよりも患者に優しい手技である.

## 8) A prospective randomized comparison of cold vs hot snare polypectomy in the occurrence of postpolypectomy bleeding in small colonic polyps.

Paspatis GA et al：Colorectal Dis 13：e345–e348, 2011

### 小型大腸ポリープのポリペクトミー後出血の発生に関するCSPとHSPの前向きランダム化比較試験

　3～8mmの大腸微小ポリープの切除後の後出血の発生について，CSPとHSPを比較した．3～8mmの微小ポリープが確認された患者を無作為にCSPまたはHSPに割り付けた．HSPでは標準的な高周波スネア（Sensation，13mm）で一括切除を行った．症例によって安全性のためにEMRを施行した．CSP群でも同じスネアを使用した．ポリープ周辺1～2mmの通常組織まで絞扼した．発見されたポリープはすべて切除した．CSPとHSPとでは後出血の発生には差がないことが示された．手技時間はHSP群で長かった（CSP：23.3分，HSP：29.6分，$P<0.001$）．これは粘膜層の膨隆に時間を要したことによると考えられる．また，高周波装置のセッティングも必要で，全体の手技時間を延長することになりうる．術中の出血はCSP群で増加した（CSP：19/208，HSP：2/206，$P<0.001$）．しかしこれらは自然に止血し，臨床的に重要なものではなかった．
　CSPが安全かつ有効でHSPよりも速やかに施行でき，微小ポリープの切除には最適な手技となりうる.

## 9) Efficacy and safety of cold snare resection in preventive screening colonoscopy.

Schnett B et al：Endosc Int Open 5：E580–E586, 2017.

### CSPの有効性と安全に関する前向き研究で発生した粘膜下腫瘍に対するCSP施行直後の穿孔例を報告

　外来患者522例1,233病変（大きさ4～15mm）を対象としたCSPの前向き研究．CSPには専用スネアExacto®（US Endoscopy Group Inc., USA，日本では富士フイルムメディカル社販売）を使用した．CSPで99.4%の病変の切除に成功した．残りの0.6%（8病変）でCSPによる切除は不成功であったが，全病変盲腸に局在していた．有害事象として，CSP直後0.49%（6/1,233）に出血がみられた．9mmより大きいポリープで出血の頻度が高かった（9mm以下0.27%に対して4.5%）．CSPは小ポリープの切除法として外来患者において安全の高い治療法であると結論づけている.
　本論文の要旨では述べられていないが，穿孔が1病変0.08%（1/1,233）発生した．術直後に穿孔に気づき，直ちにクリップ閉鎖を行った．手術療法を行わず保存療法で軽快した．病理検索で切除した病変はシュワン細胞腫（神経鞘腫）で，通常の腺腫性ポリープとは異なる病変であった．穿孔のおもな原因として，著者らは上皮性のポリープではなくシュワン細胞腫という稀な粘膜下腫瘍だったことを挙げている.

※筆者のコメント：穿孔した病変の大きさは記載されていない．CSP 前の内視鏡写真が示されているが，粘膜下腫瘍の内視鏡所見であることが明らかである．CSP は腺腫性ポリープを対象とすべきであり，神経鞘腫のような粘膜下腫瘍は対象外とすべき病変と考えている．粘膜下腫瘍様の形態を示す直腸 NET も CSP の対象外病変と考えている．

## 10) Conservative management of a late rectal perforation following cold biopsy polypectomy.

Luigiano C et al：Endoscopy 44（Suppl 2 UCTN）：E430, 2012

### 鉗子による CFP 後の直腸遅発性穿孔に対する保存的治療

55 歳男性．家族に大腸癌の病歴があり，下行結腸の腺腫を予防的に切除した．フォローアップの内視鏡検査で直腸に 8 mm の無茎性ポリープを確認し，鉗子による CFP により切除した．2 日後に 39℃の発熱と，重度の腹痛，腹部膨満を呈した．腹部 CT 画像で直腸穿孔を確認した．腸管安静と抗生剤の静脈内投与といった保存的治療で症状は改善し，1 週間後に退院．1 カ月後の腹部 CT スキャンでは正常所見を示した．

CFP は微小ポリープの最もシンプルな切除法である．その優位性は，高周波の通電に伴うリスクがないことと，穿孔のリスクがほとんどないことである．今回の症例では穿孔が非常に小さく，腹膜翻転部より下方で，滲出が腹腔外にとどまったため保存的治療を選択し，治癒することができた．

## 11) Cold snare polypectomy vs. Cold forceps polypectomy using double-biopsy technique for removal of dimunitive colorectal polyps：a prospective randomized study.

Lee CK et al：Am J Gastroenterol 108：1593-1600, 2013

### 大腸微小ポリープの切除における CSP vs. Double Biopsy 法による CFP：前向きランダム化比較試験

5 mm 以下の大腸微小ポリープの内視鏡的切除における有効性と安全性について CSP と CFP を比較した．治療前 1 週間以内に抗血小板薬または抗凝固剤を投与していた患者，凝固障害患者，IBD の病歴のある患者，アメリカ麻酔学会クラス分類 III 以上，妊娠中の患者は除外．CFP では 1 個のポリープにつき 1 セッションで連続 2 回の生検を行う．CSP では周囲の正常粘膜を 1 mm 強含め，吸引はかけずに絞扼する．ポリペクトミー後，組織学的完全切除の評価のためにポリペクトミー部位の底部から辺縁部にかけて 2 つ以上の組織を採取した．

組織学的完全切除率は CSP 群で CFP 群と比較して有意に高かった（CSP 93.2％，CFP 75.9％，$P=0.009$）．CFP とポリープサイズ（≧4 mm）が，組織学的不完全切除の独立した予測因子であった．CSP は微小ポリープの完全切除に関して，CFP よりも優れていた．

1〜3 mm のポリープでは CFP は有効な手技である．4〜5 mm では CSP を用いることが強く推奨される．

## 12) Cold snare polypectomy versus cold forceps polypectomy for diminutive and small colorectal polyps : a randomized controlled trial.

Kim JS et al：Gastrointest Endosc 81：741-747, 2015

### 7 mm 以下の腺腫に対する CSP と CFP の完全切除率のランダム化比較試験

1個以上，7 mm の腺腫性ポリープを有する139例を対象とした前向きランダム化比較試験．CSP，CFP で切除した部位に，直後に EMR を施行し，遺残の有無を確認．遺残がなければ完全切除と定義した．完全切除率は CSP 群が CFP 群よりも有意に高かった〔CSP：57/59（96.6%）vs CFP：57/69（82.6%），P＝0.011〕．4 mm 以下では両群で有意差はなかったが〔CSP：27/27（100%）vs CFP：31/32（96.9%），P＝1.00〕，5～7 mm では CSP 群が有意に高かった〔CSP：30/32（93.8%）vs CFP：26/37（70.3%），P＝0.013〕．

7 mm 以下の腺腫性ポリープの完全切除のためには CSP が推奨される．

## 13) Feasibility of cold snare polypectomy in Japan : A pilot study.

Takeuchi Y et al：World J Gastrointest Endosc 25：1250-1256, 2015

### 日本における CSP の実施可能性に関するパイロット研究

61例の CSP を施行した10 mm 未満の無茎性ポリープ234病変のアウトカムを後ろ向きに検討．CSP 経験のない9名の内視鏡医が施行．234病変中232病変（99.1%）を CSP で病変切除できた．内視鏡的止血を必要とした術直後の出血は8病変（3.4%）で容易に止血できた．6～9 mm が5 mm 未満よりも有意に術直後の出血率が高かった（15% vs 1%）．3例（5%）が術後に少量の出血を訴えたが治療は必要としなかった．内視鏡的止血を要する遅発性出血は0%．12%は切除検体を回収できなかった．70病変（40%）で水平断端の病理組織学的評価ができなかった．

CSP は日本で実施可能である．しかし，術直後の出血，回収の不成功，水平断端評価困難は過小評価すべきではない．術前の慎重な内視鏡診断と術後の遺残の評価がわが国で CSP が治療法として普及する際には推奨される．

CP の導入を検討している内視鏡医ならびに内視鏡施設にとって一読いただきたい論文である．

## 14) A comparison of the resection rate for cold and hot snare polypectomy for 4-9 mm colorectal polyps : a multicentre randomised controlled trial (CRESCENT study).

Kawamura T et al：Gut 2017 pii：gutjnl-2017-314215. doi：10.1136/gutjnl-2017-314215〔Epub ahead of print〕

### 4～9 mm の大腸小ポリープに対する CSP と HSP の切除率の比較．わが国の多施設前向きランダム化比較試験

日本の12内視鏡施設が参加した多施設前向きランダム化比較試験（非劣性の検証）．内視鏡的に診断された4～9 mm の無茎性腺腫性ポリープを無作為に CSP 群と HSP 群に割り付け，完全摘

除率を比較．治療後に断端部を全病変生検で遺残を確認．その生検標本に腫瘍がない場合を完全切除と定義．538 例 796 個のポリープが対象病変．

完全切除率は CSP 98.2％，HSP 97.4％で非劣性が示された（P＜0.0001）．内視鏡的止血を必要とする術後出血は HSP 群でのみ 0.5％（2/402 病変）認めた．

完全切除率に関して CSP の HSP に対する非劣勢が証明され，4〜9 mm ポリープの標準治療手技のひとつになりうる．

## 15) Removal of small colorectal polyps in anticoagulated patients：a prospective randomized comparison of cold snare and conventional polypectomy.

Horiuchi A et al：Gastrointest Endosc 79：417-423, 2014

### 抗凝固療法中の患者における大腸小ポリープの切除：コールド・スネアと標準的ポリペクトミーの前向きランダム化比較試験

抗凝固療法患者における CSP による小ポリープ切除後の後出血のリスクを，標準的な HSP と比較した．ワーファリンを中断していない大きさ 10 mm 未満の大腸小ポリープが存在する患者が対象．直腸と遠位 S 状結腸の過形成性ポリープを除き，確認された 10 mm 未満のポリープはすべて切除．予防的クリッピングは一律には行わず，手技中の急性出血に対してはクリップによる止血を行った．主要評価項目はポリペクトミー後 2 週間以内に発生した，内視鏡治療を必要とする後出血．クリッピングを必要とした出血は 30 秒以上持続した spurting または oozing と定義．70 例が登録された（CSP 群 35 例，HSP 群 35 例）．

HSP 群で有意にポリペクトミー後の急性出血（CSP 5.7％，HSP 23％，P＝0.042），後出血（CSP 0％，HSP 14％，P＝0.027）が増加した．後出血は 5 日以内に発生した．組織病理学的診断では完全切除率に有意差は示されなかった．粘膜下層内の動脈の損傷は CSP 群で有意に少なかった（22％ vs. 39％，P＝0.023）．

CSP は出血のリスクが HSP よりも有意に低いため，抗凝固療法中の患者の小ポリープ切除に推奨される．

（文責：野崎　良一）

# 索 引

## あ行

|  |  |
|---|---|
| 遺残 | v, 3, 14, 34, 106 |
| 遺残・再発 | 44, 95 |
| 遺残再発率 | 1 |
| 医師と内視鏡技師のコラボレーション | 80 |
| 医療費削減 | 3 |

## か行

|  |  |
|---|---|
| 外来診療における医療費 | 23 |
| 拡大内視鏡診断 | 2 |
| 過形成(性)ポリープ | 1, 5 |
| 画像強調内視鏡 | vi, 2 |
| 完全切除 | 34 |
| 完全切除率 | 39, 43, 101, 105, 106 |
| 急性出血 | 106 |
| 狭帯域光観察 | 51, 74 |
| 偶発症 | vi, 41, 96 |
| クリーンコロン | v, 12, 55, 93 |
| 経口腸管洗浄剤による前処置 | 83 |
| 健康延命 | 3 |
| 検体の扱い | 65 |
| 抗凝固剤 | 104 |
| 抗凝固療法 | 106 |
| 抗血小板薬 | 104 |
| 抗血小板薬・抗凝固薬の消化器内視鏡検査・治療前の休薬期間の目安 | 26 |
| 「抗血栓服用者に対する消化器内視鏡診療ガイドライン 直接経口抗凝固薬(DOAC)を含めた抗凝固薬に関する追補2017」 | 24 |
| 抗血栓薬内服 | 52 |
| 抗血栓薬の有無と遅発性出血の頻度 | 52 |
| 抗血栓薬の休薬期間 | 25 |
| 抗血栓薬服用者 | 20, 24 |
| 「抗血栓薬服用者に対する消化器内視鏡診療ガイドライン」 | 24, 96 |
| 抗血栓療法 | 65 |
| コールド・スネア・ポリペクトミー | x, 4, 9, 33, 51, 56, 73, 81, 90, 94, 102 |
| コールド・フォーセプス・ポリペクトミー | x, 2, 3, 9, 33, 47, 51, 73, 81, 95, 102 |
| コールド・ポリペクトミー | v, 4, 9, 33, 36, 51, 55, 89, 99 |
| コールド・ポリペクトミーの基本手技 | 73 |
| コールド・ポリペクトミーの適応 | 12 |
| コールドポリペクトミースネア® | 28 |
| 小型ポリープ | 102 |
| V型 pit pattern | 62 |
| 後出血 | 20, 41, 52, 75, 101, 106 |

## さ行

|  |  |
|---|---|
| 残液 | 59 |
| 色素内視鏡 | 74 |
| 視認性 | 57 |
| 10 mm 未満のポリープ | 100 |
| 手技時間 | 20 |
| 出血 | 75, 105 |
| 出血の危険度 | 24 |
| 出血の危険度による消化器内視鏡検査・治療の分類 | 25 |
| 腫瘍径 | 61 |
| ―と担癌率 | 61 |
| シュワン細胞腫(神経鞘腫) | 19 |
| 「消化器内視鏡関連の偶発症に関する第6回全国調査」(2016) | 24 |
| 消化器内視鏡専門医 | 36 |
| 小ポリープ | 94, 105 |
| ―切除後の注意事項 | 89 |
| 神経内分泌腫瘍 | 22 |
| 進行腺腫 | 81 |
| 推奨検査間隔 | 3 |
| 生検鉗子 | 101 |
| 切除 | 106 |
| 切除および廃棄 | 2 |
| 切除検体 | 96 |
| 切除標本未回収率 | 39 |
| ゼメックスバイポーラスネア B-Wave | 29 |
| 穿孔 | 19, 41, 52, 101, 103 |
| 腺腫性ポリープ | 1, 94, 95, 105 |
| 腺腫と癌の鑑別 | 61 |
| ―通常内視鏡観察 | 61 |
| 腺腫の鑑別 | 5 |
| 腺腫発見率 | 1, 56, 93 |
| 前処置 | 4, 83 |
| 早期大腸癌―粘膜下層浸潤癌 | 17 |
| 組織回収率 | 51 |
| 組織断端評価 | 51 |

## た行

|  |  |
|---|---|
| 大腸CT検査 | 94 |
| 大腸ESD/EMRのガイドライン | 12 |
| 大腸カプセル内視鏡 | 94 |
| 大腸癌関連医療費 | 2 |
| 大腸がん検診 | 2, 94 |
| 大腸癌死亡 | 55 |
| 大腸癌死亡数予測値 | v |
| 大腸癌死亡率 | 99 |
| ―抑制効果 | 99 |
| 大腸癌罹患数予測値 | v |
| 大腸癌罹患率 | 99 |
| ―抑制効果 | 99 |
| 大腸癌罹患率・死亡率 | 93 |
| 大腸検査食 | 83 |
| 大腸検査食一覧 | 84 |
| 「大腸ポリープ診療ガイドライン2014」 | 12 |
| 担癌率 | 61 |
| 断端の評価 | 65 |

| 断端陽性 | 66 |
|---|---|
| チーム医療 | vi, 80 |
| 遅発性出血 | 105 |
| 遅発性穿孔 | 19, 22, 96 |
| 遅発性穿孔率 | 4 |
| 中間期癌 | 81 |
| 超拡大内視鏡 | 2 |
| 腸管穿孔 | vi |
| 腸管洗浄剤一覧 | 84 |
| 直接経口抗凝固薬 | 24 |
| 直腸遅発性穿孔 | 104 |
| 通電による生検鉗子切除 | 4 |
| 低異型度腺腫 | 15 |

## な行

| 内視鏡検査同意書 | 89 |
|---|---|
| 内視鏡的粘膜下層剝離術 | 6, 10, 36, 47 |
| 内視鏡的粘膜切除術 | 6, 10, 36, 47, 51, 55 |
| 生切れ | v |
| 「日本消化器内視鏡学会ガイドライン」 | 81 |
| 粘膜下腫瘍に対するCSP施行 | 103 |

## は行

| バイポーラスネア | 29 |
|---|---|
| 日帰りCSP治療 | 47 |
| ピコプレップ配合内用剤 | 83 |
| 微小ポリープ | v, 1, 6, 38, 94, 101, 103, 104 |
| 　一切除 | 4 |
| 非通電切除 | 3, 4 |
| ピットパターン | vi, 1, 61, 62 |
| 病変サイズ別のCSP治療成績 | 67 |
| 病理学的一括切除率 | 50 |
| 病理学的完全切除率，回収率 | 39, 44 |
| フォローアップ | 81 |
| 腹部症状 | 102 |
| 平均手技時間 | 20 |
| 平坦陥凹型病変 | 12, 15 |
| ホット・スネア・ポリペクトミー | 6, 36, 51, 81, 102 |
| ホット・バイオプシー | 10, 81 |

| ホット・ポリペクトミー | v, 9, 36, 55, 74, 94 |
|---|---|
| ポリープ回収率 | 102 |
| ポリープサイズ推定機能 | 19 |
| ポリープの視認性 | 56 |
| ポリープ視認性スコア | 57 |
| ポリープの大きさ | |
| 　2-3 mm | 1 |
| 　3〜4 mm | 100 |
| 　3〜8 mm | 103 |
| 　3 mm | 49, 73 |
| 　3 mm 以下 | 13, 14, 82 |
| 　4〜5 mm | 1, 14, 82 |
| 　4〜9 mm | 105 |
| 　4〜15 mm | 103 |
| 　4 mm 以下（5 mm 未満） | 11, 13, 19 |
| 　4 mm 以上 | 14, 15 |
| 　5〜10 mm | 10 |
| 　5 mm 以下 | 1, 12, 13, 15, 93, 95, 100 |
| 　5 mm 以上 | 18 |
| 　6〜9 mm | 1, 13, 15, 100 |
| 　6 mm 以上 | 94 |
| 　7 mm | 105 |
| 　8 mm 以下 | 102 |
| 　9 mm 以下（10 mm 未満） | 19 |
| 　9 mm まで（10 mm 未満） | 95 |
| 　10〜14 mm | 15, 95 |
| 　10 mm | 13, 50 |
| 　10 mm 以上 | 15, 66, 95 |
| 　10 mm 未満 | 6, 10, 11, 14, 15, 33, 93, 105 |
| 　14 mm 以下 | 48 |

## ま行

| 未回収率 | 43 |
|---|---|
| 無茎性ポリープ | 105 |
| 無治療放置 | 2 |
| メタアナリシスによるCPとHPの後出血の比較 | 21 |
| 盲腸到達率 | 4 |
| モノポーラスネア | 29 |
| モビプレップ® | 83 |

## ら行

| 隆起型，表面隆起型 | 15 |
|---|---|
| 隆起性病変 | 12 |
| レーザー内視鏡 | 58 |

## わ行

| ワーファリン内服患者 | 65 |
|---|---|
| ワーファリン内服継続患者 | 20 |

## A

| adenoma detection rate：ADR | 1, 4, 56, 93 |
|---|---|
| advanced adenoma | 81 |
| advanced neoplasia | 2 |
| AIを介した自動診断システム | 97 |

## B

| B-wave（ゼオンメディカル社） | xii, 36 |
|---|---|
| BLI-bright | 58 |
| blue laser imaging（BLI） | 48, 58 |

## C

| Captivator（II） | 28, 48, 51 |
|---|---|
| CFPとCSPの適応病変 | 13 |
| CFPの手技 | 74 |
| cold forceps polypectomy：CFP | x, 2, 3, 9, 33, 47, 51, 73, 81, 95, 102 |
| cold polypectomy：CP | v, 4, 9, 33, 36, 51, 55, 89, 99 |
| cold snare polypectomy：CSP | x, 4, 9, 33, 51, 56, 73, 81, 90, 94, 102 |
| conventional cold biopsy | 11 |
| Cospa® | 27 |
| 「CPの安全性に関する多施設共同前向き研究」 | 100 |
| CPの技術習得 | 94 |
| CPの適応 | 19, 33 |
| CSP | 2, 6 |
| CSP後再発病変 | 69 |
| CSP対応外病変 | 69 |
| CSP断端陽性例の特徴 | 68 |

## D

diagnosis and leave 2
"diagnosis and leave" strategy 5
diminutive polyp
　　v, 1, 6, 38, 94, 101, 103, 104
DISCARD policy 2, 5, 97
DOAC（direct oral anticoagulant, NOAC；novel/non-vitamin K oral anticoagulant 24
DRAGONARE™ 29
Dualoop 48

## E

endocytoscopy 2
endoscopic submucosal dissection：ESD 6, 10, 36, 47
endoscopic mucosal resection：EMR 6, 10, 36, 47, 51, 55
「ESGE 臨床ガイドライン」 4, 12, 15, 33
Exacto 28, 48
Exacto スネア（富士フイルムメディカル社） xi

## G

「Grading of Recommendations Assessment, Development and Evaluation（GRADE）system」 12

## H

hot biopsy：HB 10, 81
hot forceps polypectomy：HFP 4
hot polypectomy：HP
　　v, 9, 36, 55, 74, 94
hot snare polypectomy：HSP
　　6, 36, 51, 81, 102
HSP から CSP 移行 7

## I

image-enhanced endoscopy：IEE vi, 2, 5
interval cancer 81

## J

「Japan Endoscopy Database Project（JED-Project）」 34, 96
「Japan Polyp Study（JPS）」 12, 15, 55, 93
「JNET（Japan NBI Expert Team）分類」 vi, 62
Jumbo 鉗子（ボストン・サイエンティフィック社）
　　x, 11, 14, 27, 42, 73, 100, 101

## L

Lariat snare® 28
LC 100
linked color imaging（LCI） 58
Lucera Elite システム 56
Lucera Spectrum システム 56

## M

Medicare 5

## N

narrow band imaging：NBI 48, 51, 56, 74
「National Polyp Study（NPS）」 v, 2, 12, 55, 93
NBI・BLI 拡大観察 61
NBI・BLI 診断 62
neuroendocrine cell tumor 22
non-expert（大腸内視鏡経験5年未満のレジデント） 95

## O

oozing 75
optical diagnosis with high confidence 6

## P

PCCRC（post colonoscopy colorectal cancer) 3
pit pattern 観察・診断 vi, 1, 61, 62
Polyp Size Estimation：PSE 19
polyp visibility score 56, 57
post-polypectomy abdominal symptom 23, 102
post-polypectomy electrocoagulation syndrome 23, 102
Profile スネア（ボストン・サイエンティフィック社）
　　xi, 28, 29, 37, 51, 75

## Q

QALY（quality adjusted life years） 3

## R

resect and discard 2
"resect and discard" strategy（DISCARD policy） 2, 5, 97

## S

sessile serrated adenoma/polyp（SSA/P） 17, 63
small polyp 1, 89, 94, 105
SnareMaster Plus（オリンパス社） xi, 28, 75
surface pattern 62

## T

total biopsy 10

## U

「U. S. Multi-Society Task Force：USMSTF」 4

## V

vessel pattern 62

【編著】

野崎　良一
大腸肛門病センター高野病院 副院長

必携！　医師とメディカルスタッフのための
大腸コールド・ポリペクトミー ハンドブック

2018年5月10日　第1版第1刷
2020年5月30日　第1版第2刷Ⓒ

　　編　　著　野崎良一
　　発　行　人　小林俊二
　　発　行　所　株式会社シービーアール
　　　　　　　　東京都文京区本郷 3-32-6　〒113-0033
　　　　　　　　☎ (03)5840-7561　(代) Fax (03)3816-5630
　　　　　　　　E-mail／sales-info@cbr-pub.com
　　　　　　　　ISBN 978-4-908083-33-4　C3047
　　　　　　　　定価は裏表紙に表示
　　印　刷　製　本　三報社印刷株式会社
　　　　　　　　Ⓒ Ryoichi Nozaki 2018

本書の内容の無断複写・複製・転載は，著作権・出版権の侵害となることがありますのでご注意ください．

**JCOPY** ＜(一社)出版者著作権管理機構 委託出版物＞
本書の無断複製は著作権法上での例外を除き禁じられています．
複製される場合は，そのつど事前に，(一社)出版者著作権管理機構
(電話 03-5244-5088, FAX 03-5244-5089, e-mail: info@jcopy.or.jp) の許諾を得てください．